# LA DIETA DI HASHIMOTO 2021

## Le migliori ricette per curare l'ipotiroidismo

# INDICE

3

# Introduzione

Questo libro è stato creato per aiutarti a usare il cibo per creare un intestino sano, che ti aiuterà a prenderti cura della tua tiroide.

I seguenti capitoli vi introdurranno alla meccanica della ghiandola tiroidea, come essa supporta il vostro corpo e cosa succede quando non funziona correttamente. I problemi comuni con la ghiandola tiroidea sono introdotti e spiegati. I problemi, che vanno dal lieve gonfiore non pericoloso a qualcosa di più insidioso come il cancro, sono descritti e riassunti più semplicemente. Includono una descrizione, una lista di sintomi e le solite istruzioni. Alcune persone sono più a rischio di altre, e questo libro descrive quali fattori possono metterti a più alto rischio in modo che tu possa essere più proattivo riguardo alla tua salute.

È importante sottolineare che l'infiammazione è un evento naturale del corpo. È un meccanismo di pulizia che elimina le tossine e le impurità. È la prima fase del processo di guarigione che dà il via ad altre attività autoimmuni.

C'è comunque un rovescio della medaglia in questa situazione. Quando l'infiammazione comincia a diventare cronica, duratura e fuori controllo. Questo è il momento in cui le cose cominciano a diventare un problema. Se lasciata incontrollata, stimolerà un numero sempre maggiore di cellule immunitarie a essere reclutate in una battaglia senza fine per evitare gravi malattie e disturbi.

Nei casi più estremi, questa risposta infiammatoria può iniziare a contribuire al problema, dato che il tessuto sano inizia a essere sotto tiro. Il sistema immunitario del corpo si rivolta contro se stesso. Questo è il momento in cui possono sorgere le malattie autoimmuni più croniche. Sfortunatamente, questo è un problema diffuso che affrontiamo oggi in tutto il mondo, specialmente nelle nazioni occidentali che hanno sviluppato abitudini alimentari e di vita molto povere. Stiamo combinando una miscela di cattiva alimentazione, inattività fisica, tossine ambientali, eccessivi farmaci farmaceutici, oltre a lavori stressanti e una mancanza di sonno adeguato.

Ma soprattutto, come prepararsi e affrontare al meglio queste conseguenze. Per fornire i passi pratici che puoi fare ogni giorno per fermare l'infiammazione cronica. Per invertire i sintomi e le condizioni che potresti avere a causa di scelte di vita sbagliate.

In questo senso, questo dovrebbe essere un punto di partenza. Dovreste sempre consultare il vostro medico di famiglia e stare sotto la guida di professionisti della salute quando intraprendete qualsiasi cambiamento dietetico significativo nella vostra vita. Soprattutto se credi di soffrire già di infiammazione cronica o di disturbi autoimmuni.

Gli interventi dietetici e sullo stile di vita sono sempre le migliori misure preventive a lungo termine, a mio parere. Il cibo è una componente importante per mantenere una tiroide sana e bilanciare una tiroide carente. Pertanto, i capitoli finali di questo libro si concentreranno sulla dieta e sugli alimenti che è necessario consumare per mantenere una tiroide sana. Ci sono alcuni alimenti che dovresti includere nella tua dieta, altri che dovresti consumare solo con moderazione, e altri ancora che dovresti evitare completamente. Un piano di dieta non sarebbe completo senza una guida facile da seguire e alcune ricette! Non vedi l'ora di sostenere la tua tiroide seguendo il piano dietetico di 2 settimane e usando le ricette alla fine di questo libro.

Le malattie e i disturbi della tiroide sono diventati dilaganti al giorno d'oggi. Anche se non si può trovare una ragione effettiva per l'aumento di questi disturbi, si può sicuramente dire che stanno causando a milioni di persone in tutto il mondo molto dolore e angoscia. Molte volte, le malattie legate alla tiroide sono autoimmuni e quindi spesso incurabili. Una di queste malattie autoimmuni è la malattia di Hashimoto, conosciuta anche come tiroidite di Hashimoto. Anche se non esiste una cura per questo disturbo, ci sono specifiche Indicazioni e cambiamenti nello stile di vita che possono aiutare a ridurre il dolore e ad affrontare la malattia per vivere una vita sana e felice. Questo libro vi guiderà attraverso queste indicazioni con particolare attenzione al cibo e alla dieta.

La malattia di Hashimoto colpisce la tiroide, per cui inganna il corpo a pensare che la tiroide sia un virus. Così, il tuo sistema immunitario si attiva e comincia ad attaccare la tiroide. La tiroide è una ghiandola importante, poiché regola la crescita, la temperatura, il metabolismo e l'energia del corpo. L'Hashimoto può portare allo sviluppo dell'ipotiroidismo, dove il corpo non produce abbastanza ormoni.

In questo libro completo, non solo ti diciamo quali alimenti possono danneggiare e guarire la tua tiroide, ma ti portiamo un sacco di ricette semplici e deliziose per tutti i giorni che rendono il mangiare sano un vero piacere. Se sospetti che la tua tiroide sia un problema o se ti è stato diagnosticato l'ipotiroidismo e sei pronto a migliorare il tuo benessere, continua a leggere!

# Capitolo 1. Guarire l'Hashimoto con l'AIP

La malattia di Hashimoto è un disordine autoimmune e la causa principale dell'ipotiroidismo, o tiroide sottoattiva. In questo capitolo, esploreremo ciò che accade nel corpo a livello funzionale, l'importante connessione tra dieta e disturbi autoimmuni, e come il protocollo paleo autoimmune (AIP) può aiutare chi soffre di Hashimoto a ridurre o addirittura eliminare i sintomi fastidiosi. L'AIP è una versione più rigorosa della dieta Paleo, ed è progettato per ridurre l'infiammazione, guarire l'intestino e sostenere la salute generale della tiroide.

**La connessione tra dieta e disturbi autoimmuni**

In generale, la malattia autoimmune è quella in cui il sistema immunitario attacca erroneamente il corpo. Ci sono molte teorie su ciò che provoca i disturbi autoimmuni; alcuni scienziati credono che queste condizioni siano il risultato del sistema immunitario che attacca erroneamente la tiroide, mentre altri credono che siano il risultato del sistema immunitario che cade vittima del virus Epstein-Barr. Indipendentemente dalla causa, la ricerca scientifica conferma la connessione tra dieta e disturbi autoimmuni. Professionisti e pazienti concordano sul fatto che il cibo può avere un impatto enorme sulla gestione dei disturbi autoimmuni, e vari studi hanno dimostrato che il cibo ha il potere di guarire il corpo e alleviare i sintomi associati al morbo di Hashimoto e ad altre condizioni autoimmuni.

## Fondamenti del sistema immunitario

Il sistema immunitario è una complessa rete di cellule, proteine, tessuti e organi che lavorano insieme per proteggere il corpo dalle infezioni. Come la nostra pelle è lo strato esterno di difesa del corpo, il nostro sistema immunitario è lo strato interno di difesa, che individua e protegge da virus, batteri, parassiti, funghi e altri microrganismi potenzialmente pericolosi.

Ci sono molti strati di difesa che lavorano insieme per proteggere il corpo contro le infezioni e le malattie, e questo è ciò che rende il sistema immunitario così complesso. Anche il sistema immunitario può essere suddiviso in sottosistemi. In un sistema immunitario sano, questi sistemi lavorano insieme per riconoscere, neutralizzare e combattere gli agenti patogeni che entrano nel corpo.

Il sistema immunitario deve sapere quando deve combattere contro le cellule del corpo che possono essersi trasformate in qualcosa di potenzialmente pericoloso, come le cellule cancerose. Un sistema immunitario che funziona correttamente può distinguere tra le cellule del corpo e quelle che non lo sono, e, cosa più importante, può riconoscere se queste cellule sono utili o dannose.

Se il sistema immunitario scambia le cellule sane per cellule estranee o malsane, genererà anticorpi per combattere queste cellule e tessuti sani, causando danni. Nel tempo, questa risposta immunitaria difettosa può portare alla malattia autoimmune.

Nel caso di Hashimoto, il corpo identifica erroneamente le cellule che producono l'ormone tiroideo come invasori stranieri, causando una risposta immunitaria che interferisce con la funzione della ghiandola tiroidea e la produzione di ormoni tiroidei.

Si pensa che i fattori genetici e ambientali giochino un ruolo importante nello sviluppo, nell'insorgenza e nella durata delle malattie autoimmuni.

## Il problema dell'intestino che perde

Leaky gut è una frase popolare usata per descrivere ciò che la comunità medica chiama "maggiore permeabilità intestinale". L'intestino ha un rivestimento protettivo che ha il compito di impedire che antigeni, tossine, batteri e altri agenti patogeni lascino l'intestino e vengano assorbiti nel flusso sanguigno. Tuttavia, quando questo rivestimento intestinale è compromesso - come risultato di fattori ambientali, ereditarietà o malattia - comincia a permettere alle sostanze estranee o alle tossine di uscire ("leak") dal sistema digestivo e di entrare nel sangue. Questo fenomeno può promuovere una risposta immunitaria che può causare o peggiorare le condizioni autoimmuni. Le modifiche della dieta e dello stile di vita che proteggono l'intestino sono una parte importante del trattamento per chiunque viva con una condizione autoimmune.

## Malattia di Hashimoto

L'Hashimoto è una condizione autoimmune che si verifica quando il sistema immunitario del corpo identifica erroneamente e attacca il tessuto sano della ghiandola tiroidea. Nel corso del tempo, questa risposta si traduce in ipotiroidismo. Secondo l'American Thyroid Association, l'ipotiroidismo è una condizione caratterizzata da un livello anormalmente basso di attività della ghiandola tiroidea, il che significa che non produce abbastanza ormone tiroideo per far funzionare correttamente il corpo. La malattia di Hashimoto è la principale causa di ipotiroidismo in America, ma non tutti coloro a cui viene diagnosticata la malattia di Hashimoto sviluppano l'ipotiroidismo. La tiroidite di Hashimoto comporta un'infiammazione della ghiandola tiroidea, solitamente causata da un attacco autoimmune o da un'infezione virale. Nel tempo, questa infiammazione cronica può danneggiare la tiroide e portare all'ipotiroidismo.

Purtroppo, è del tutto possibile avere l'Hashimoto senza sintomi per un periodo prolungato, il che rende ancora più difficile identificare e trattare la malattia. Molte persone soffrono in silenzio per anni, pensando che la loro stanchezza, i dolori o la nebbia cerebrale siano solo parte della vita, senza sapere che questi sintomi sono causati dal morbo di Hashimoto. Una volta che i sintomi rivelano finalmente la loro connessione con la malattia, molte persone si trovano troppo malate ed esauste per intraprendere il grande compito di rivedere la loro dieta e il loro stile di vita per facilitare la guarigione.

Molti sintomi dell'Hashimoto hanno un impatto negativo sia sul corpo che sulla mente. Questo impatto rende il sempre importante processo di auto-cura ancora più difficile. Molti dei sintomi sono vaghi e difficili da individuare subito; si sviluppano nel tempo con un attacco lento e prolungato alla tiroide. Alcuni dei sintomi più generali dell'Hashimoto includono:

- Aumento di peso
- Fatica
- Sonnolenza
- Nebbia cerebrale o difficoltà di concentrazione
- Costipazione
- Infertilità

Alcuni dei sintomi più specifici che aiutano a identificare la malattia di Hashimoto includono:

- Capelli, pelle e unghie secche
- Perdita insolita di capelli o diradamento delle sopracciglia
- Aumento della sensibilità al freddo
- Gonfiore o pallore nel viso

- Indolenzimento muscolare

L'Hashimoto, che è più diffuso nelle donne che negli uomini, si presenta con sintomi che sono particolarmente difficili da affrontare perché colpiscono contemporaneamente la salute fisica e mentale in vari modi. Vivere in una cultura che valorizza la magrezza rispetto alla salute è particolarmente frustrante per coloro che si trovano ad affrontare ostinati sforzi di perdita di peso o, ancora peggio, un incontrollabile aumento di peso. Questo fenomeno colpisce sia la salute mentale che quella fisica degli individui che sono frustrati dalla mancanza di controllo sul loro corpo e sulla loro salute. Inoltre, la nebbia cerebrale e l'estrema stanchezza associate all'Hashimoto rendono molto difficile concentrarsi sul ripristino della salute attraverso modifiche della dieta e dello stile di vita.

## Quando è più di Hashimoto?

Le malattie autoimmuni possono coesistere. Per esempio, molte persone con Hashimoto soffrono di altre condizioni come la celiachia o le allergie alimentari, e può essere frustrante quando le modifiche della dieta per queste diverse diagnosi si contraddicono a vicenda, come spesso accade. Fortunatamente, il protocollo paleo autoimmune (AIP) non è esclusivamente per quelli con Hashimoto. Sebbene sia uno dei protocolli di eliminazione più restrittivi, l'AIP è anche il protocollo più comunemente prescritto per le condizioni autoimmuni che vanno dalla malattia celiaca all'artrite reumatoide, perché rimuove i principali fattori scatenanti della dieta che possono causare infiammazioni e reazioni indesiderate in una varietà di scenari di malattie diverse.
Anche se l'AIP può essere difficile da implementare, può alleviare la necessità di mettere insieme due diete diverse per due condizioni diverse. In molti casi, seguire l'AIP può essere il modo più semplice e veloce per affrontare la causa principale di molti dei sintomi causati dalle malattie autoimmuni in generale.

## Come la dieta influenza l'Hashimoto

Affrontare la causa principale dei sintomi di Hashimoto e tenere la malattia sotto controllo è impossibile senza affrontare la salute dell'intestino, che è ciò che una dieta curativa e riparatrice può fare. L'intestino che perde è un problema importante per coloro che vivono con l'Hashimoto o altre condizioni autoimmuni, e deve essere affrontato per sperimentare la vera guarigione. Un intestino che perde può contribuire allo stato generale di malattia del corpo e peggiorare i sintomi di Hashimoto; quindi, un protocollo dietetico per la guarigione dell'intestino è fondamentale. Una combinazione della giusta dieta e dei giusti interventi sullo stile di vita può aiutare a ripristinare la funzione tiroidea e a minimizzare o addirittura eliminare i sintomi comuni come l'affaticamento, la perdita di capelli, l'aumento di peso e la depressione. Al momento non esiste una cura conosciuta per l'Hashimoto, quindi l'obiettivo principale del trattamento di terapia nutrizionale medica per questa condizione è quello di ridurre il livello di infiammazione nel corpo e calmare la risposta immunitaria. Lavorando per mitigare l'infiammazione e guarire il rivestimento dell'intestino attraverso interventi sulla dieta e sullo stile di vita, possiamo iniziare a gestire e trattare i sintomi che derivano da questa condizione frustrante. L'Hashimoto colpisce ogni persona in modo diverso, rendendo quasi impossibile l'approccio alla definizione di una dieta ottimale per la popolazione - da qui l'importanza della cura e della dieta personalizzata. Una dieta sana che è fatta su misura per le esigenze uniche di un individuo offre il massimo potenziale per ridurre o addirittura invertire i sintomi di Hashimoto.

## Il protocollo autoimmune Paleo

Il protocollo paleo autoimmune è un approccio collaudato al benessere, che comprende sia modifiche alla dieta che allo stile di vita. Tuttavia, ai fini di questo libro, ci concentreremo principalmente sulla componente alimentare.

## Come funziona il protocollo?

La dieta Paleo, da cui deriva l'AIP, comporta un modo di mangiare che può essere stato simile a quello dei primi cacciatori e raccoglitori prima dell'avvento delle pratiche agricole. Si concentra su carne, frutta, verdura, noci e semi. L'AIP più rigorosa (che elimina noci e semi) si concentra sul consumo di un'ampia varietà di alimenti anti-infiammatori e sull'evitare gli alimenti delle seguenti categorie (vedi la lista completa qui):

- Latteria
- Glutine e cereali
- Uova

- Legumi
- Verdure di belladonna
- Noci e semi
- Zucchero aggiunto
- Additivi alimentari, dolcificanti artificiali, oli vegetali lavorati
- Alcool

Ricorda che l'obiettivo del protocollo non è quello di eliminare questi alimenti dalla tua vita per sempre. Evitando questi alimenti per un certo periodo di tempo, stai permettendo al corpo di guarire e prepararsi per la fase di reintroduzione del protocollo. È anche importante ricordare la ricompensa a lungo termine per questo inconveniente temporaneo: Gli studi hanno dimostrato che seguire l'AIP può aiutare a riparare l'intestino che perde, alterare la permeabilità intestinale e promuovere la guarigione da una vasta gamma di condizioni autoimmuni.

Vi chiederete: "Cosa posso mangiare all'AIP?". Buona domanda. Durante la fase di eliminazione, è altrettanto importante godere di pasti nutrienti e nutrienti quanto limitare gli alimenti infiammatori. In generale, i seguenti alimenti anti-infiammatori sono consentiti durante la fase di eliminazione del protocollo (vedi la lista completa qui):

- Carne e pesce pescati in natura
- Latte di cocco
- Oli di avocado, olive o cocco
- Piccole quantità di miele grezzo o sciroppo d'acero puro
- Erbe fresche
- Alimenti fermentati senza latte
- Aceto
- Tè alle erbe
- Verdure (eccetto i prodotti di notte)
- Piccole quantità di frutta e patate dolci
- Brodo di ossa fatto in casa

Questi alimenti ricchi di nutrienti e antinfiammatori aiuteranno a guarire l'intestino e a calmare la risposta immunitaria. Vengono consumati mentre gli alimenti che si sospetta causino infiammazione vengono eliminati. Se l'AIP sembra restrittiva, ricordate solo che la sua durata è temporanea, ma i suoi effetti positivi sono di lunga durata.

Quanto temporaneo? Ci sono due fasi principali dell'AIP: una fase di eliminazione e una fase di reintroduzione.

Durante la fase di eliminazione, tutti gli alimenti infiammatori vengono eliminati. Questa fase non dovrebbe essere più breve di 30 giorni e in genere dura da 60 a 90 giorni per dare al corpo il tempo necessario per guarire e nutrirsi.

Durante la fase di reintroduzione, gli alimenti vengono aggiunti uno per uno nella dieta, seguendo un programma specifico di reintroduzione. Alla fine di questa fase, avrete una dieta personalizzata su misura per le vostre specifiche esigenze di salute.

## Considerazioni per il morbo di Hashimoto

L'AIP è abbastanza completo da solo per fornire il necessario sollievo dietetico a coloro che hanno l'Hashimoto, ma qui ci sono alcuni nutrienti importanti a cui prestare particolare attenzione se si ha questa condizione. Nota: la reintroduzione di alimenti contenenti glutine non è raccomandata. È ampiamente accettato che tutti i pazienti con Hashimoto dovrebbero astenersi dagli alimenti contenenti glutine a lungo termine.

Una volta si pensava che lo iodio e la carenza di iodio fossero l'unica causa dell'ipotiroidismo, quindi per un po' di tempo l'integrazione di iodio è stata il trattamento standard. Anche se l'integrazione di iodio può essere utile per alcuni individui, studi più recenti hanno dimostrato che il processo della malattia è molto più complicato e non può essere trattato semplicemente con la sola integrazione di iodio.

Il calcio è fondamentale per sostenere sia la funzione immunitaria che quella tiroidea. L'ipotiroidismo può inibire il metabolismo del calcio ed è noto per essere una delle principali cause di osteoporosi.

Vitamina D Secondo uno studio pubblicato sull'International Journal of Health Studies nel 2013, il grado e la gravità dell'ipotiroidismo possono essere significativamente associati ai livelli di vitamina D e calcio. Lo screening e il trattamento appropriato di tali carenze è una parte importante della gestione dell'ipotiroidismo.

Il selenio è un nutriente essenziale per sostenere un sano metabolismo della tiroide, e gli studi hanno dimostrato che può aiutare a ridurre gli anticorpi di Hashimoto.

Lo zinco gioca un ruolo importante nel sostenere la funzione tiroidea e immunitaria. Una carenza di zinco può compromettere la funzione immunitaria, mentre quantità adeguate di zinco possono aiutare ad aumentare la forma disponibile dell'ormone tiroideo attivo.

Vale la pena menzionare anche le verdure crucifere come broccoli, cavolfiori, cavoli, bok choy e cavolini di Bruxelles. Queste verdure una volta erano limitate per coloro che avevano problemi alla tiroide, ma la recente letteratura scientifica non supporta questa raccomandazione, e i benefici per la salute di questo gruppo di alimenti sono troppo sostanziali per essere ignorati. Anche se non si raccomanda di consumare una grande quantità di verdure crucifere crude, una dieta che include una vasta gamma di frutta e verdura, tra cui un sacco di opzioni crucifere cotte, è più benefica.

### Quando reintrodurre gli alimenti?

Come accennato in precedenza, l'obiettivo dell'AIP non è quello di limitare tutti i gruppi alimentari a tempo indeterminato. Infatti, non è raccomandato continuare la fase di eliminazione del protocollo oltre i 90 giorni senza la supervisione di un medico professionista. La maggior parte delle persone che seguono rigorosamente l'AIP per 60-90 giorni sperimentano risultati drastici sotto forma di una grande riduzione dei sintomi della loro condizione autoimmune. Se la riduzione dei sintomi non è vista durante il periodo di eliminazione, vorreste seguire il vostro fornitore di assistenza sanitaria per assicurarvi che non ci siano problemi di fondo da affrontare al di là degli interventi dietetici.

La maggior parte delle persone sperimenterà un certo sollievo dai sintomi entro 30-60 giorni dall'inizio della fase di eliminazione del protocollo. Una volta che vi sentite abbastanza bene per iniziare la fase di reintroduzione, gli alimenti devono essere reintrodotti in un ordine specifico. La strategia di reintroduzione si basa sulla densità di nutrienti di ogni alimento e sulla probabilità di causare una risposta infiammatoria. Per una guida più dettagliata sull'attuazione della fase di reintroduzione, vedere "Come reintrodurre gli alimenti". Questa risorsa include un tracker dei sintomi per aiutarvi a monitorare il vostro programma di reintroduzione degli alimenti e le risposte ad esso.

# Ricette facili e ricche di nutrienti

Come si fanno ricette semplici e sane che hanno un buon sapore e che aderiscono a un protocollo rigoroso come l'AIP? Si combina la competenza nutrizionale di un dietista registrato con la competenza culinaria di uno chef.

Quando ho spiegato a mio marito cuoco cosa sono i nightshades e perché non può usarli, mi ha mostrato cosa sono gli involtini, il chimichurri e la salsa agrodolce e quanto possono essere deliziosi. Dalla pianificazione notturna delle ricette alle grandi cene durante le quali amici e familiari hanno assaggiato le nostre creazioni, abbiamo scoperto la gioia di lavorare insieme in modo professionale.

Ci siamo sentiti frustrati da ricette che non funzionavano senza gli ingredienti tradizionali a cui siamo abituati, e abbiamo festeggiato le piccole vittorie quando qualcosa si è rivelato molto meglio del previsto (come il pollo fritto AIP-Friendly). Ho imparato come diverse tecniche di cottura possono cambiare drasticamente e migliorare il sapore di un piatto, e lui ha imparato che l'aminoacido liquido di cocco è un sostituto abbastanza accettabile della salsa di soia. Alla fine, siamo riusciti a combinare sapore e nutrizione per creare i 105 piatti facili, gustosi e ricchi di nutrienti contenuti in questo libro.

Il Hashimoto AIP Cookbook elimina la necessità di navigare sul web per le tue colazioni, pranzi, cene e spuntini preferiti approvati dall'AIP e li riunisce tutti insieme, insieme ad alcuni nuovi preferiti. Ogni ricetta contiene una meravigliosa combinazione di ingredienti anti-infiammatori ricchi di nutrienti che sono privi dei comuni fattori infiammatori che aggravano i sintomi. Se convivi con l'Hashimoto e sei pronto a seguire l'AIP, a guarire il tuo intestino e ad alleviare i sintomi dell'Hashimoto, scegli qualche ricetta dai capitoli da 3 a 9 di questo libro e inizia il tuo viaggio verso una vita migliore.

Se stai leggendo questo libro, probabilmente stai già sperimentando i sintomi spesso schiaccianti dell'Hashimoto, come l'affaticamento e la nebbia cerebrale. Questi sintomi rendono difficile anche solo pensare di imparare un protocollo dietetico dettagliato, tanto meno metterlo in pratica. Ecco perché le ricette di questo libro sono state progettate con la convenienza in mente. Noterete che ho etichettato ogni piatto secondo i suoi attributi di convenienza: 5-Ingredienti, 30-Minute, Make-Ahead, o One-Pot/Pan/Bowl.

Più di ogni altra cosa, le ricette di questo libro sono progettate per essere ad alto contenuto di sapore e soddisfazione, al fine di rendere questo nuovo modo di mangiare il più piacevole e senza stress possibile. I membri della vostra famiglia saranno in grado di godere di molte delle ricette di questo libro, eliminando la necessità di cucinare pasti separati. Ammettiamolo, il cibo è più di una fonte di nutrimento; è anche una fonte di piacere e di connessione sociale. È importante mantenere entrambe le cose vive e bene per preservare la vostra salute mentale ed emotiva mentre lavorate per recuperare la vostra salute fisica. La nostra speranza è che tu possa godere di queste ricette con la famiglia e gli amici e non sentirti mai privato o insoddisfatto.

# Capitolo 2. Colazione

## Martini con latte alla vaniglia

**Tempo di preparazione:** 5 minuti
**Tempo di cottura:** 0 minuti
**Porzioni:** 2
**Ingredienti:**

- 3 once di vodka alla vaniglia
- 2 once di liquore al caffè fatto in casa
- 1 cucchiaio di panna

### Indicazioni:

1. Riempire uno shaker per bevande miste con ghiaccio. Aggiungere l'alcol espresso, la vodka alla vaniglia e la panna. Agitare bene e versare in due bicchieri martini raffreddati.

### Nutrizione:

- Calorie: 454 kcal
- Grasso: 31 g; Carboidrati: 26 g
- Zuccheri: 4,4 g; Proteine: 22 g

## Mojito al mirtillo a basso contenuto di carboidrati

**Tempo di preparazione:** 10 minuti
**Tempo di cottura:** 0 minuti
**Porzioni:** 4
**Ingredienti:**

- 3/4 di tazza di mirtilli freschi
- Da 3 a 4 cucchiai di dolcificante Swerve in polvere
- 1/4 di tazza di foglie di menta imballate
- 1 tazza di rum bianco

- 1/3 di tazza di succo di lime fresco
- 1/2 litro di club soda

**Indicazioni:**

2. In un frullatore, aggiungere i mirtilli e lo zucchero a velo. Mescolare fino ad ottenere una purea densa. Spostare in una brocca.
3. Strappare le foglie di menta a mano e caricarle in un tumbler che contiene, in ogni occasione, un litro.
4. Pestare con un fango o con l'estremità di un cucchiaio di legno per scaricare gli oli
5. Aggiungere la purea di mirtilli, il rum bianco, il succo di lime, la soda e mescolare per unire.
6. Riempire quattro bicchieri highball o a conca con ghiaccio tritato. Svuotare i mojito nei bicchieri, abbellire con mirtilli e foglie di menta e servire.

**Nutrizione:**

- Calorie: 153 kcal
- Grasso: 0,1 g
- Carboidrati: 6 g
- Zucchero: 1 g
- Proteina: 0,4 g

# Martini alla mela

**Tempo di preparazione:** 5 minuti
**Tempo di cottura:** 0 minuti
**Porzioni:** 2
**Ingredienti:**

- Fetta di mela
- 1 cucchiaino di sciroppo di zucchero low carb
- 2 once di vodka normale
- 2 once di vodka al gusto di mela

## Indicazioni:

1. Tagliare finemente la mela e metterla in uno shaker per bevande miste. Aggiungere lo sciroppo di zucchero e schiacciarli insieme.
2. Aggiungere i due tipi di vodka e il ghiaccio. Agitare bene. Filtrare in un bicchiere da martini.
3. L'aggregato di 2 grammi di carboidrati.

## Nutrizione:

- Calorie: 300 kcal
- Grasso: 19 g
- Carboidrati: 6 g
- Zucchero: 1 g
- Proteine: 25 g

# Martini al mirtillo

**Tempo di preparazione:** 5 minuti
**Tempo di cottura:** 0 minuti
**Porzioni:** 3
**Ingredienti:**

- 6-7 mirtilli freschi di buone dimensioni
- 1 cucchiaino di sciroppo di zucchero low carb
- 2 once di vodka normale
- 2 once di vodka aromatizzata al mirtillo

## Indicazioni:
1. Mettere i mirtilli in uno shaker per bevande miste. Aggiungere lo sciroppo di zucchero e schiacciarli insieme.
2. Aggiungere i due tipi di vodka e il ghiaccio. Agitare bene. Filtrare in un bicchiere da martini. Aggregato di 2 grammi di carboidrati.

## Nutrizione:

- Calorie: 368 kcal
- Grasso: 38,85 g; Carboidrati: 3,7 g
- Zucchero: 1,28 g; Proteine: 1,69 g

# Vin brulè al mirtillo rosso e allo zenzero

**Tempo di preparazione:** 10 minuti
**Tempo di cottura:** 30 minuti
**Porzioni:** 4
**Ingredienti:**

- 1 bottiglia di vino rosso corposo
- 1 tazza di mirtilli freschi
- 1/2 tazza di eritritolo granulato
- Succo di mezzo limone
- 1 stecca di cannella e 1 pollice di radice di zenzero

**Indicazioni:**

1. Unire tutti gli ingredienti in una padella enorme e portare a stufare. Stufare teneramente a fuoco basso per 30 minuti.
2. Riempire tazze e abbellire con mirtilli e limone.

**Nutrizione:**

- Calorie: 168 kcal
- Grasso: 15 g; Carboidrati: 5 g
- Zucchero: 2 g; Proteine: 4 g

# Black Beauty - Vodka Drink a basso contenuto di carboidrati

**Tempo di preparazione:** 5 minuti
**Tempo di cottura:** 0 minuti
**Porzioni:** 1
**Ingredienti:**

- 2 once di vodka
- 5 more fresche
- ¾ di oncia di succo di limone fresco
- 2 cucchiai di eritritolo in polvere

- ¼ di cucchiaino di pepe nero
- 5 foglie di menta fresca
- Acqua soda

**Indicazioni:**

1. Riempire un enorme bicchiere di ghiaccio.
2. Unite la vodka, le more, il succo di limone, l'eritritolo, il pepe scuro e le foglie di menta in uno shaker per bevande miste. Mescolare fino a che gli alimenti cresciuti dalla terra siano schiacciati e abbiano scaricato i loro succhi.
3. Filtrare la sostanza dello shaker della bevanda mista sopra il ghiaccio.
4. Ricoprire con acqua gassata e abbellire con more e una nuova foglia di menta.

**Nutrizione:**

- Calorie: 180 kcal
- Grasso: 0,2 g
- Carboidrati: 5 g
- Zucchero: 2 g; Proteine: 1 g

# Vermi gommosi alla fragola e margarita a basso contenuto di carboidrati

**Tempo di preparazione:** 10 minuti
**Tempo di cottura:** 5 minuti
**Porzioni:** 6
**Ingredienti:**

- 10 fragole mondate
- 2 once di tequila argento
- 3 cucchiai di proteina del collagene della gelatina
- 2 cucchiai di eritritolo in polvere
- 1-½ oncia di succo di lime fresco

## Indicazioni:

1. Mettere le fragole e la tequila in un frullatore e battere il cuore fino a pulirlo.
2. Versare la miscela di fragole e tequila in una padella media e metterla a fuoco basso.
3. Aggiungere la gelatina, l'eritritolo e il succo di lime e correre per interrompere la gelatina e far parte dell'ingrediente. Continuare a scaldare per circa 10 minuti, sbattendo abitualmente, fino a quando la miscela è colabile.
4. Spostare il composto in una tazza o in una ciotola.
5. Mettete in frigo per 10-15 minuti, fino a quando non si sarà ambientato. Estrarre i vermi appiccicosi dalla forma e servire e gustare! Conservare gli avanzi nella ghiacciaia fino a sette giorni.

## Nutrizione:

- Calorie: 50 kcal
- Grasso: 0,3 g; Carboidrati: 2,2 g
- Zucchero: 0,4 g; Proteine: 3,2 g

# Ricetta del caffè al cacao

**Tempo di preparazione:** 20 minuti
**Tempo di cottura:** 10 minuti
**Porzioni:** 2
**Ingredienti:**

- 1 tazza di cacao in grani
- Acqua bollente
- 1/2 cucchiaino di gelatina
- Olio di cocco
- Cannella in polvere

**Indicazioni:**

1. Preriscaldare il fornello a 350 °F. Mettere i cacao nibs in uno strato sottile su un foglio di riscaldamento.
2. Mettete sul fuoco e lasciate cuocere per 15 - 18 minuti.
3. Togliere dal fuoco e lasciare raffreddare.
4. Per fare un espresso al cacao, avrete bisogno di 1 cucchiaino di semi di cacao per 1 tazza di acqua gorgogliante.
5. Mettete i semi di cacao nel vostro processore espresso e sbattete più volte per 2 secondi ciascuno. Nel caso in cui si tenga il conservatore, si otterrà una polvere. Evacuare e mettere nella pressa francese e aggiungere acqua bollente.
6. Nella tua tazza aggiungi la tua gelatina e un po' di acqua fredda e mescola con un cucchiaio.
7. Versate il vostro espresso al cacao e aggiungete l'olio di cocco e la cannella.

## Nutrizione:

- Calorie: 335 kcal
- Grasso: 19 g; Carboidrati: 10 g
- Zucchero: 7 g; Proteina 8 g

# Latte al cocco

**Tempo di preparazione:** 5 minuti
**Tempo di cottura:** 5 minuti
**Porzioni:** 2
**Ingredienti:**

- 3 tazze di caffè caldo preparato
- 1/2 tazza di crema di cocco

## Indicazioni:

1. Svuotare l'espresso in un frullatore insieme al latte di cocco.
2. Mescolare a medio-alto per circa un momento, o fino a quando il latte di cocco è totalmente fuso.
3. Riempire una tazza o servire su ghiaccio. Potete spruzzare il latte di cocco schiumato in cima per ottenere un po' di "schiuma". "

4. Cambiate la misura del latte di cocco secondo i vostri gusti... potreste averne bisogno abbastanza.

**Nutrizione:**

- Calorie: 114 kcal
- Grasso: 12 g
- Carboidrati: 1 g
- Zucchero: 2 g
- Proteine: 1 g

# Frittelle al latticello

**Tempo di preparazione:** 10 minuti
**Tempo di cottura:** 30 minuti
**Porzioni:** 4
**Ingredienti:**

- ½ tazza di farina di cocco
- ½ tazza di latticello di cocco
- ½ cucchiaio di cannella macinata
- 6 uova da allevamento al pascolo
- 1 cucchiaino di bicarbonato di sodio
- 2 cucchiai di miele
- Spray da cucina

**Indicazioni:**

1. Aggiungere tutti gli ingredienti in un frullatore e frullare fino a che non sia liscio e ben incorporato.
2. Mettere una padella a fuoco medio. Spruzzare con spray da cucina.
3. Versare circa ¼ di tazza di pastella (o secondo le dimensioni desiderate). Cuocere fino a quando la parte inferiore è dorata.
4. Capovolgere i lati e cuocere anche l'altro lato.
5. Ripetere i passi 2 - 3 e fare le frittelle rimanenti.
6. Servire con burro o sciroppo senza zucchero, se si desidera.

**Nutrizione:**

- Calorie: 342 kcal
- Grasso: 29,1 g
- Carboidrati totali: 18,3 g
- Fibra: 5,5 g
- Proteina: 7,17 g

# Frullato cremoso alla pesca

**Tempo di preparazione:** 10 minuti
**Tempo di cottura:** 50 minuti
**Porzioni:** 4
**Ingredienti:**

- 25 g (1 oz) di mandorle
- 1 albicocca, senza nocciolo
- 1 banana, sbucciata
- 1 avocado, sbucciato e senza nocciolo
- 225 ml di latte di mandorla

**Indicazioni:**

1. Mettete tutti gli ingredienti in un frullatore e lavorate fino ad ottenere un composto omogeneo.
2. Servire e bere subito.

**Nutrizione:**

- Calorie: 243 kcal; Grasso: 22,5 g
- Carboidrati totali: 7,0 g; Fibra: 6,6 g; Proteine: 9,6 g

# Succo dolce di superalimenti

**Tempo di preparazione:** 10 minuti
**Tempo di cottura:** 40 minuti
**Porzioni:** 4
**Ingredienti:**

- 2 gambi di sedano
- 1 foglia di cavolo grande
- 1 cetriolo
- 1 pera, torsolo
- 1 mela, torsolo
- 1 piccola manciata di coriandolo fresco (cilantro)
- 2 cm (1 pollice) di zenzero pelato
- 1 limone

**Indicazioni:**

1. Elaborare tutti gli ingredienti attraverso uno spremiagrumi e versare il succo in un bicchiere.
2. Aggiungere qualche cubetto di ghiaccio e bere subito.

**Nutrizione:**

- Calorie: 80 kcal
- Grasso: 7,4 g
- Carboidrati totali: 3,2 g
- Fibra: 1,1 g
- Proteine: 1,2 g

# Deliziosa colazione Hash

**Tempo di preparazione:** 10 minuti
**Tempo di cottura:** 20 minuti
**Porzioni:** 4
**Ingredienti:**

- 5 cucchiai di olio di cocco
- 2 cipolle, tagliate sottili
- Pepe, a piacere
- 2 cucchiaini di origano secco
- 2 mele, tagliate a cubetti
- 3 tazze di cavoletti di Bruxelles, tagliati finemente
- 5 uova fritte

- 5 fette di pancetta, cotte e tritate

**Indicazioni:**

1. Scaldare un po' d'olio in una padella e cuocerci le cipolle fino a quando sono pronte.
2. Aggiungere l'origano e il pepe a questo e soffriggere fino a quando non è aromatico.
3. Aggiungere le mele alla padella e cuocere ancora una volta finché le mele sono tenere, ma sode.
4. Aggiungere i cavoletti di Bruxelles alla padella e cuocere fino a quando sono morbidi.
5. Infine, aggiungere le uova e la pancetta e cuocere fino a quando sono completamente cotti.
6. Servire caldo.

**Nutrizione:**

- Calorie: 186 kcal
- Grasso: 13,6 g
- Carboidrati totali: 3,3 g
- Fibra: 2,6 g
- Proteine: 15,2 g

# Ciotola per la colazione

**Tempo di preparazione:** 10 minuti
**Tempo di cottura:** 50 minuti
**Porzioni:** 4
**Ingredienti:**

- 1 uovo cotto all'occhio di bue
- 1 banana schiacciata
- 1/2 di una mela, tagliata a cubetti
- 1 cucchiaio di burro di mandorle
- 1/2 cucchiaio di cocco tritato
- 1 cucchiaino di cannella

## Indicazioni:

1. Mettere l'uovo cotto e la banana schiacciata sul fondo di una ciotola.
2. Coprire con la mela, il burro di mandorle, il cocco e la cannella.
3. Servire.

## Nutrizione:

- Calorie: 264 kcal
- Grasso: 23,3 g
- Carboidrati totali: 10,3 g
- Fibra: 3,6 g
- Proteine: 6,9 g

# Cioccolato Banana Bowl

**Tempo di preparazione:** 10 minuti
**Tempo di cottura:** 20 minuti
**Porzioni:** 4
**Ingredienti:**

- 1 banana affettata
- 1/2 tazza di bacche fresche a scelta
- 1 cucchiaio di pennini di cacao scuro (non zuccherato)
- 1 cucchiaio di burro di mandorle
- 1 cucchiaio di mandorle affettate

## Indicazioni:

1. Mettere la banana affettata sul fondo di una ciotola di cereali,
2. e aggiungere tutti i condimenti deliziosi.

## Nutrizione:

- Calorie: 566 kcal
- Grasso: 41,5 g
- Carboidrati totali: 9,7 g
- Fibra: 1,2 g; Proteine: 39,6 g

# Insalata di frutta e pollo

**Tempo di preparazione:** 10 minuti
**Tempo di cottura:** 30 minuti
**Porzioni:** 4
**Ingredienti:**

- 1 libbra di petto di pollo
- 1/2 tazza di mirtilli (secchi)
- 1 mela, sbucciata e tagliata a dadini
- 1 avocado, sbucciato e tagliato
- 1 tazza di uva verde, tagliata a metà
- 1/2 tazza di maionese Paleo
- 1 cucchiaino di succo di limone
- Sale e pepe a piacere

## Indicazioni:

1. Cuocete il pollo secondo i vostri gusti e poi affettatelo finemente. Può essere un semplice arrosto, o si può anche usare il pollo avanzato da prima.
2. Prendete una ciotola e aggiungeteci il succo di limone, la maionese, il sale e il pepe. Mescolare bene.
3. Prendete un'altra ciotola e mescolate tutti gli ingredienti rimanenti.
4. Poco prima di servire, unire il contenuto delle due ciotole insieme e servire immediatamente.

## Nutrizione:

- Calorie: 311 kcal
- Grasso: 26,3 g
- Carboidrati totali: 7,7 g
- Fibra: 2,9 g
- Proteine: 13,7 g

# Gustose crepes senza glutine

**Tempo di preparazione:** 10 minuti
**Tempo di cottura:** 40 minuti
**Porzioni:** 4
**Ingredienti:**

- 1 tazza di farina integrale senza glutine
- 1 cucchiaino di vaniglia senza glutine
- 2 cucchiai di olio di cocco fuso più 1 cucchiaio per la cottura
- ½ tazza di latte di mandorla o altro latte di noci a scelta
- 2 uova
- 1 cucchiaio di nettare di agave
- ½ tazza di acqua
- Un pizzico di sale kosher

## *Per servire:*

- Fragole fresche, tritate grossolanamente
- Crema di cocco
- Sciroppo d'acero puro o miele naturale

## Indicazioni:

1. Unire il latte, le uova, l'acqua, l'agave alla vaniglia e il sale in una ciotola media. Aggiungere delicatamente la farina con una frusta fino ad ottenere un composto omogeneo. Non preoccupatevi se rimane qualche bolla, le crepes verranno comunque benissimo.
2. Versare i 2 cucchiai di olio di cocco fuso nella pastella e mescolare bene fino ad ottenere un impasto omogeneo.
3. Aggiungere un po' d'olio in una padella antiaderente e far girare l'olio una volta che si è sciolto per distribuirlo uniformemente. Usare un mestolo per versare la pastella nella padella e far roteare la padella delicatamente per ottenere una crêpe ben modellata.
4. Cuocere per circa 2 minuti fino a quando il fondo diventa dorato e si formano delle bolle sulla parte superiore. Capovolgere la crêpe e cuocere la parte rimanente. Ripetere con la pastella rimanente.

5. Servire caldo con bacche fresche e crema di cocco e irrorare con sciroppo d'acero puro o miele naturale.
6. Buon divertimento!
7. Le crepes sono la colazione più semplice ma speciale. Aggiungete un fattore infiammatorio servendo le crepes con bacche fresche o banane affettate per una buona dose di antiossidanti e fibre.

## Nutrizione:

- Calorie: 627 kcal
- Grasso: 54,3 g
- Carboidrati totali: 13,7 g
- Fibra: 3,7 g
- Proteine: 24,6 g

# Ciotola da colazione ai frutti di bosco

**Tempo di preparazione:** 10 minuti
**Tempo di cottura:** 30 minuti
**Porzioni:** 4
**Ingredienti:**

- ½ tazza di fragole
- ½ tazza di more
- ½ tazza di lamponi
- ½ tazza di mirtilli
- 1/8 -1/4 di tazza di quinoa cotta
- 10 mandorle intere tostate, tritate grossolanamente
- 1-½ cucchiaio di cuori di canapa

## Indicazioni:

1. Unire tutti gli ingredienti in una grande ciotola e mescolare bene fino a combinare uniformemente.
2. Dividere il composto in due ciotole e coprire con una cucchiaiata di yogurt greco magro per un punch proteico.
3. Yum!

**Nutrizione:**

- Calorie: 93 kcal
- Grasso: 7,8 g
- Carboidrati totali: 1,8 g
- Fibra: 0,1 g
- Proteine: 3,9 g

# Muffin per la prima colazione al mirtillo e quinoa

**Tempo di preparazione:** 10 minuti
**Tempo di cottura:** 50 minuti
**Porzioni:** 4
**Ingredienti:**

- 1 tazza di farina d'avena
- 1 tazza di quinoa cotta, raffreddata
- 1/4 di tazza di zucchero di canna grezzo
- ¼ di tazza di miele naturale
- 1/3 di tazza di semi di lino
- 1 cucchiaino di bicarbonato di sodio
- 1 cucchiaino di lievito in polvere
- 2 cucchiaini di cannella
- 1 tazza di mirtilli freschi o congelati
- 1 cucchiaino di estratto di vaniglia puro
- ½ tazza di succo di mela biologico
- ¾ di tazza di yogurt greco magro

**Indicazioni:**

1. Iniziare impostando il forno a 350 °F e preparare una teglia da forno ungendola leggermente con uno spray da cucina antiaderente.
2. In una grande ciotola, combinare tutti gli ingredienti secchi fino a combinarli uniformemente e metterli da parte. In una ciotola separata, sbattere insieme tutti gli ingredienti umidi fino ad ottenere

una consistenza uniforme. Fare un pozzo negli ingredienti secchi e versare gli ingredienti umidi.

3. Mescolate le due cose fino a quando sono ben combinate, ma non lavorate troppo la pastella, altrimenti otterrete dei muffin durissimi. Aggiungere delicatamente i frutti di bosco e poi versare la pastella nella teglia per muffin, riempiendo ogni tazza per circa ¾.
4. Cuocere per circa 20 minuti o fino a quando uno stuzzicadenti inserito ne esce pulito.
5. Togliere dal forno e raffreddare su una griglia. Servire caldo.
6. Buon divertimento!

## Nutrizione:

- Calorie: 224 kcal
- Grasso: 16,8 g
- Carboidrati totali: 10,8 g
- Fibra: 2,2 g
- Proteine: 9,6 g

# Capitolo 3. Pranzo

## Salsiccia di Chorizo in padella

**Tempo di preparazione:** 10 minuti
**Tempo di cottura:** 20 minuti
**Porzioni:** 4
**Ingredienti:**

- 16 once di chorizo di tacchino affumicato
- 1-½ tazze di formaggio Asiago, grattugiato
- 1 cucchiaino di origano
- 1 cucchiaino di basilico
- 1 tazza di passata di pomodoro
- 4 gambi di scalogno, tritati
- 1 cucchiaino di pasta d'aglio
- Sale marino e pepe nero macinato, a piacere
- 1 cucchiaio di sherry secco
- 1 cucchiaio di olio extravergine d'oliva
- 2 cucchiai di coriandolo fresco, tritato grossolanamente

### Indicazioni:

1. Scaldare l'olio in una padella a fuoco moderato. Ora, fate rosolare il chorizo di tacchino, sbriciolandolo con una forchetta per circa 5 minuti.
2. Aggiungere gli altri ingredienti, eccetto il formaggio; continuare a cuocere per altri 10 minuti o fino a cottura ultimata. Servire con il formaggio.

### Nutrizione:

- Calorie: 330 kcal
- Grasso: 17,2 g
- Carboidrati: 4,5 g
- Proteina: 34,4 g
- Fibra 1,6 g

# Zuppa cinese di bok choy e tacchino

**Tempo di preparazione:** 15 minuti
**Tempo di cottura:** 40 minuti
**Porzioni:** 8
**Ingredienti:**

- ½ libbra di baby Bok choy, tagliato in quarti nel senso della lunghezza
- 2 libbre di carcassa di tacchino
- 1 cucchiaio di olio d'oliva
- 1/2 tazza di porri, tritati
- 1 costa di sedano, tritata
- 2 carote, affettate
- 6 tazze di brodo di tacchino
- Sale dell'Himalaya e pepe nero, a piacere

## Indicazioni:

1. In una pentola dal fondo pesante, scaldare l'olio d'oliva fino a farlo sfrigolare. Una volta caldo, soffriggere il sedano, le carote, il porro e il Bok choy per circa 6 minuti.
2. Aggiungere il sale, il pepe, il tacchino e il brodo; portare a ebollizione.
3. Portare il fuoco a sobbollire. Continuare a cuocere, parzialmente coperto, per circa 35 minuti.

## Nutrizione:

- Calorie: 211 kcal
- Grasso: 11,8 g
- Carboidrati: 3,1 g
- Proteine: 23,7 g
- Fibra: 0,9 g

# Polpettone di pollo alle erbe

**Tempo di preparazione:** 20 minuti
**Tempo di cottura:** 30 minuti
**Porzioni:** 6
**Ingredienti:**

- 2½ libbre di pollo macinato
- 3 cucchiai di farina di semi di lino
- 2 uova grandi
- 2 cucchiai di olio d'oliva
- 1 limone, 1 cucchiaio di succo
- ¼ di tazza di prezzemolo tritato
- ¼ di tazza di origano tritato
- 4 spicchi d'aglio, tritati
- Fette di limone per guarnire

## Indicazioni:

1. Preriscaldare il forno a 400 °F. In una ciotola, unire il pollo macinato e la farina di semi di lino; mettere da parte. In una piccola ciotola, sbattere le uova con olio d'oliva, succo di limone, prezzemolo, origano e aglio.
2. Versare il composto sul composto di pollo e mescolare bene. Versare in una teglia unta e premere per adattarla. Cuocere per 40 minuti.
3. Togliere la padella, scolare il liquido e lasciare raffreddare un po'. Tagliare a fette, guarnire con fette di limone e servire.

## Nutrizione:

- Calorie: 362 kcal
- Carboidrati netti: 1,3 g
- Grasso: 24 g
- Proteine: 35 g

# Bocconcini di pollo all'uovo

**Tempo di preparazione:** 15 minuti
**Tempo di cottura:** 30 minuti
**Porzioni:** 4
**Ingredienti:**

- 2 cucchiai di burro
- 1 petto di pollo
- 2 cucchiai di cipolle verdi tritate
- ½ cucchiaino di fiocchi di peperoncino rosso
- 12 uova
- ¼ di tazza di Monterey Jack grattugiato

## Indicazioni:

1. Preriscaldare il forno a 400 °F. Foderare una teglia per muffin da 12 buchi con dei rivestimenti per cupcake. Sciogliere il burro in una padella a fuoco medio e cuocere il pollo fino a farlo dorare su ogni lato, 10 minuti.
2. Trasferire in un piatto e sminuzzare con 2 forchette. Dividere tra i buchi dei muffin insieme alle cipolle verdi e ai fiocchi di peperoncino rosso.
3. Rompere un uovo in ogni buco di muffin e spargere il formaggio in cima. Infornare per 15 minuti fino a che le uova non si siano rapprese. Servire.

## Nutrizione:

- Calorie: 393 kcal
- Carboidrati netti: 0,5 g
- Grasso: 27 g

# Pollo cremoso alla senape con Shirataki

**Tempo di preparazione:** 20 minuti
**Tempo di cottura:** 30 minuti
**Porzioni:** 4
**Ingredienti:**

- 2 confezioni di capelli d'angelo shirataki (8 once)
- 4 petti di pollo, tagliati a strisce
- 1 tazza di senape tritata
- 1 peperone giallo, affettato
- 1 cucchiaio di olio d'oliva
- 1 cipolla gialla, affettata finemente
- 1 spicchio d'aglio, tritato
- 1 cucchiaio di senape integrale
- 5 cucchiai di panna pesante
- 1 cucchiaio di prezzemolo tritato
- Sale e pepe a piacere

## Indicazioni:

1. Far bollire 2 tazze d'acqua in una pentola media.
2. Scolare la pasta shirataki e sciacquarla bene sotto l'acqua corrente calda.
3. Lasciare scolare bene e versare la pasta shirataki nell'acqua bollente.
4. Cuocere per 3 minuti e scolare di nuovo. Mettere una padella asciutta e soffriggere la pasta shirataki fino a quando è visibilmente asciutta, 1-2 minuti; mettere da parte.
5. Scaldare l'olio d'oliva in una padella, condire il pollo con sale e pepe, e cuocere per 8-10 minuti; mettere da parte.
6. Mescolare la cipolla, il peperone e l'aglio e cuocere fino a quando si ammorbidisce, 5 minuti.
7. Mescolare la senape e la panna pesante; cuocere a fuoco lento per 2 minuti e mescolare il pollo e i verdi di senape per 2 minuti.
8. Aggiungere la pasta shirataki, guarnire con il prezzemolo e servire.

**Nutrizione:**

- Calorie: 692 kcal
- Carboidrati netti: 15 g
- Grassi: 38 g
- Proteine: 65 g

# Pollo al forno con pastinaca e pancetta

**Tempo di preparazione:** 10 minuti
**Tempo di cottura:** 50 minuti
**Porzioni:** 4
**Ingredienti:**

- 6 fette di pancetta, tritate
- 2 cucchiai di burro
- ½ libbra di pastinaca, tagliata a dadini
- 2 cucchiai di olio d'oliva
- 1 libbra di pollo macinato
- 1 tazza di panna pesante
- 2 once di formaggio cremoso, ammorbidito
- 1-¼ di tazza di Pepper Jack grattugiato
- ¼ di tazza di scalogno tritato

**Indicazioni:**

1. Preriscaldare il forno a 300 °F.
2. Mettete la pancetta in una pentola e friggetela fino a che sia marrone e croccante, 6 minuti; mettetela da parte.
3. Sciogliere il burro in una padella e soffriggere le pastinache fino a quando non si ammorbidiscono e diventano leggermente dorate. Trasferire su una teglia unta.
4. Scaldare l'olio d'oliva nella stessa padella e cuocere il pollo finché non è più rosa, 8 minuti. Spoon su un piatto e mettere da parte anche questo.

5.  Aggiungere la panna pesante, il formaggio cremoso e due terzi del formaggio Pepper Jack nella pentola. Sciogliere gli ingredienti a fuoco medio, mescolando spesso, 7 minuti.
6.  Distribuire le pastinache sulla pirofila, coprire con il pollo, versare la miscela di panna pesante e spargere la pancetta e gli scalogni.
7.  Cospargere il formaggio rimanente e cuocere fino a quando il formaggio si scioglie ed è dorato, 30 minuti. Servire caldo.

## Nutrizione:

- Calorie: 757 kcal
- Carboidrati netti: 5,5 g
- Grasso: 66 g
- Proteine: 29 g

# Pollo al forno con cipolla e pastinaca

**Tempo di preparazione:** 15 minuti
**Tempo di cottura:** 30 minuti
**Porzioni:**
**Ingredienti:**

- 3 pastinache, affettate
- 1 cipolla, affettata
- 4 spicchi d'aglio, schiacciati
- 2 cucchiai di olio d'oliva
- 2 libbre di petti di pollo
- ½ tazza di brodo di pollo
- ¼ di tazza di vino bianco

## Indicazioni:

1.  Preriscaldare il forno a 360 °F. Scaldare l'olio in una padella a fuoco medio e rosolare il pollo per un paio di minuti, quindi trasferirlo in una teglia.
2.  Disporre le verdure intorno al pollo e aggiungere il vino e il brodo di pollo. Cuocere per 25 minuti, mescolando una volta. Servire caldo.

**Nutrizione:**

- Calorie: 278 kcal
- Carboidrati netti: 5,1 g
- Grasso: 8,7 g; Proteine: 35 g

# Tartine di cetriolo e tacchino

**Tempo di preparazione:** 10 minuti
**Tempo di cottura:** 5 minuti
**Porzioni:** 6
**Ingredienti:**

- 2 cetrioli, affettati
- 2 tazze di dadi di tacchino avanzato
- ¼ di peperone jalapeño, tritato
- 1 cucchiaio di senape di Digione
- ¼ di tazza di maionese
- Sale e pepe nero a piacere

**Indicazioni:**

1. Fare dei buchi a metà altezza nelle fette di cetriolo con un coltello e mettere da parte.
2. Mescolare il tacchino, il pepe jalapeno, la senape, la maionese, il sale e il pepe nero in una ciotola.
3. Riempire con cura i buchi dei cetrioli con il composto di tacchino e servire.

**Nutrizione:**

- Calorie: 170 kcal
- Carboidrati netti: 1,3 g
- Grasso: 14 g
- Proteine: 10 g

# Spiedini di pollo al forno con patate fritte di Rutabaga

**Tempo di preparazione:** 20 minuti
**Tempo di cottura:** 45 minuti
**Porzioni:** 6
**Ingredienti:**

- 2 petti di pollo, dimezzati
- Sale e pepe nero a piacere
- 4 cucchiai di olio d'oliva
- ¼ di tazza di brodo di pollo
- 1 libbra di rutabaga

## Indicazioni:

1. Impostare il forno a 400 °F. Ungere e foderare una teglia da forno. In una ciotola, mescolare 2 cucchiai di olio d'oliva, sale e pepe e aggiungere il pollo; mescolare per ricoprire. Mettere in frigo per 20 minuti.
2. Sbucciare e tagliare la rutabaga a forma di patatina e metterla in una ciotola separata. Ricoprire con l'olio d'oliva rimanente e condire con sale e pepe. Disporre le forme di rutabaga sulla teglia e cuocere per 10 minuti.
3. Prendere il pollo dal frigorifero e infilarlo negli spiedini. Mettere sopra la rutabaga, versare il brodo di pollo e cuocere per 30 minuti. Servire immediatamente.

## Nutrizione:

- Calorie: 579 kcal
- Carboidrati netti: 6 g
- Grasso: 53 g
- Proteina 39 g

# Taco Spaghetti Squash Boats

**Tempo di preparazione:** 10 minuti
**Tempo di cottura:** 25 minuti
**Porzioni:** 4
**Ingredienti:**

- ½ tazza di cipolla tritata
- 1 pomodoro piccolo, tritato
- 1 cucchiaino di cumino macinato
- 2 cucchiai di Pico de Gallo o salsa + extra per servire
- ½ tazza di formaggio messicano tagliuzzato
- ½ avocado, sbucciato, snocciolato e tritato
- ½ libbra di tacchino macinato
- 2 spicchi d'aglio, tritati
- 2 cucchiaini di peperoncino in polvere
- Sale a piacere
- 1 zucca da spaghetti (circa 1 libbra e mezza), dimezzata nel senso della lunghezza, senza semi
- ½ tazza di lattuga romana tritata

## Indicazioni:

1. Mettere la zucca in un piatto adatto al microonde, con il lato tagliato rivolto verso il basso. Versare circa 2 cucchiai d'acqua intorno ad essa.
2. Cuocere nel microonde a fuoco vivo per circa 10 minuti o fino a quando non è cotto. Si può anche arrostire in forno.
3. Togliete la zucca dal microonde e mettetela sul vostro tagliere. Quando è abbastanza fredda da poterla maneggiare, raschia la zucca e mettila in una ciotola. Non scartare gli involucri della zucca (gusci).
4. Nel frattempo, mettere una padella a fuoco medio. Aggiungere la cipolla, l'aglio e il tacchino e cuocere fino a quando il tacchino non è più rosa. Romperlo simultaneamente mentre cuoce.
5. Aggiungere il pomodoro, il cumino, il peperoncino in polvere e il sale. Mescolare spesso. Riscaldare bene.
6. Spegnere il fuoco. Aggiungere il Pico de Gallo e mescolare. Aggiungere la zucca raschiata e mescolare bene.

7. Riempire questo composto nelle casse di zucca.
8. Cospargere di formaggio.
9. Arrostire in un forno preriscaldato a 450 °F per 10-15 minuti o fino a quando il formaggio si scioglie.
10. Cospargere di lattuga e avocado. Versare ancora un po' di Pico de Gallo e servire.

**Nutrizione:**

- Calorie: 117 kcal
- Grassi: 9 g
- Carboidrati: 3 g
- Proteine: 4 g

# Stufato di pesce spagnolo

**Tempo di preparazione:** 10 minuti
**Tempo di cottura:** 35 minuti
**Porzioni:** 4
**Ingredienti:**

- Manciata di foglie di prezzemolo piatto, tritate
- 1 spicchio d'aglio, tritato finemente
- Scorza e succo di 1 limone
- 2 cucchiai di olio d'oliva
- 1 cipolla piccola, affettata finemente
- 250 g di patate farinose tagliate a tocchetti
- 1 cucchiaino di paprika
- Pizzico di pepe di Caienna
- 400 g di pomodori tritati in scatola
- 1 dado da brodo di pesce
- 100 g/3-½ oz. di gamberoni sgusciati crudi
- 200 g/7 oz. di ceci in scatola, sciacquati e scolati
- 250 g di filetti di pesce senza pelle, tagliati a pezzi molto grandi

## Indicazioni:

1. In una piccola ciotola, mescolare il prezzemolo con ½ aglio e la scorza di limone, poi mettere da parte. Scaldare 2 cucchiai d'olio in una grande padella. Aggiungete la cipolla e le patate, coprite la padella e fate sudare il tutto per circa 5 minuti, finché la cipolla non si sarà ammorbidita. Aggiungere l'olio rimanente, l'aglio e le spezie, poi cuocere per altri 2 minuti.
2. Versare il succo di limone e far sfrigolare per un momento. Aggiungere i pomodori e sminuzzare il brodo. Condire con un po' di sale, poi coprire la padella. Far sobbollire il tutto per 15-20 minuti, finché le patate sono appena cotte.
3. Mescolate i gamberi e i ceci, poi mettete i pezzi di pesce nella parte superiore dello stufato. Ridurre il fuoco e coprire nuovamente la padella, quindi cuocere per circa 8 minuti, mescolando molto delicatamente una o due volte.
4. Quando il pesce è appena cotto, toglietelo dal fuoco, spargete il mix di prezzemolo e servite con del pane croccante, se potete tollerarlo.

## Nutrizione:

- Calorie: 254 kcal
- Grassi: 15 g
- Carboidrati: 19 g
- Proteine: 6 g

# Insalata di pomodori e olive

**Tempo di preparazione:** 10 minuti
**Tempo di cottura:** 45 minuti
**Porzioni:** 4
**Ingredienti:**

- 100 g di olive snocciolate
- 2 pomodori, tritati
- 2 spicchi d'aglio, tritati finemente 1 manciata di basilico fresco, tritato Pepe nero

## Indicazioni:

1. Mettere tutti gli ingredienti in una ciotola e farli saltare insieme.
2. Servire e gustare.

## Nutrizione:

- Calorie: 481 kcal
- Grassi: 47 g
- Proteine: 7 g
- Carboidrati: 9 g

# Spaghetti cremosi all'avocado

**Tempo di preparazione:** 10 minuti
**Tempo di cottura:** 25 minuti
**Porzioni:** 4
**Ingredienti:**

- 12 once di spaghetti vegani cotti
- 2 avocado, snocciolati e affettati
- 1 tazza di pomodori ciliegia, tagliati a metà
- ½ tazza di chicchi di mais, scolati e sciacquati
- ½ limone, spremuto
- 2 spicchi d'aglio
- ½ tazza di foglie di basilico
- 1/3 di tazza di olio d'oliva
- Sale e pepe a piacere

## Indicazioni:

1. Preparare la salsa di avocado mettendo gli avocado, l'aglio, le foglie di basilico e il succo di limone in un robot da cucina. Condire con sale e pepe e dare un altro colpo.
2. Mentre si frulla, aggiungere gradualmente l'olio d'oliva. Frullare finché la salsa non si è emulsionata.

3. In una ciotola, mettete la pasta cotta con la salsa preparata, con i pomodorini e i chicchi di mais.
4. Servire immediatamente e gustare.

## Nutrizione:

- Calorie: 582 kcal; Carboidrati: 4 g
- Grassi: 49 g; proteine 31 g

# Panino al formaggio Nacho

**Tempo di preparazione:** 10 minuti
**Tempo di cottura:** 35 minuti
**Porzioni:** 4
**Ingredienti:**

- 3 cucchiai di formaggio di nacho senza latte
- 1 tazza di funghi di vostra scelta, tagliati sottili
- ½ cipolla, affettata
- 1 spicchio d'aglio, tritato
- 1 cucchiaio di olio d'oliva
- 6 fette di pane vegano

## Indicazioni:

1. Scaldare l'olio d'oliva in una padella a fuoco medio. Aggiungere la cipolla e l'aglio e soffriggere per 5 minuti. Aggiungere i funghi e cuocere fino a quando non si riducono. Mettere da parte.
2. Disponete il panino mettendo una porzione abbondante di funghi in cima al pane e coprite con il formaggio di nacho senza latte. Ricoprite con un'altra fetta di pane e scaldate nel tostapane per qualche minuto.
3. Servire e gustare mentre è caldo.

## Nutrizione:

- Calorie: 145 kcal; Grassi: 12 g
- Carboidrati: 1 g; Proteine: 8 g

# Gombo fritto in pastella di maiale

**Tempo di preparazione:** 10 minuti
**Tempo di cottura:** 45 minuti
**Porzioni:** 4
**Ingredienti:**

- ½ tazza di cotenna di maiale
- ½ tazza di farina di mandorle
- 2 cucchiai di acqua
- 2 uova
- ½ cucchiaino di peperoncino in polvere
- 1 bastone di burro d'erba
- 2 tazze di gombo fresco, affettato
- ½ cucchiaino di coriandolo
- Sale da condimento

## Indicazioni:

1. Prendete una ciotola e aggiungete l'acqua e le uova.
2. Sbattere bene per combinare e fare una miscela spumosa.
3. Macinare la carne di maiale fino ad ottenere una consistenza fine. Mescolare a questo il condimento e la farina di mandorle.
4. Prendete l'okra e immergetela nella miscela di uova e poi nella pastella di maiale.
5. Scaldare un po' di burro in una padella a fuoco medio.
6. Aggiungere l'okra in questa padella e friggere fino a doratura da tutti i lati.
7. Usare un tovagliolo o un asciugamano da cucina per assorbire il grasso in eccesso e servire caldo.

## Nutrizione:

- Calorie: 451 kcal
- Grassi: 37 g
- Proteine: 10 g
- Carboidrati: 4 g

# Bistecca alla griglia

**Tempo di preparazione:** 10 minuti
**Tempo di cottura:** 45 minuti
**Porzioni:** 4
**Ingredienti:**

- 3 libbre di bistecca di manzo
- 3 spicchi d'aglio, sbucciati
- 2 cucchiai di amino di cocco
- 1/2 tazza di aceto
- 1/2 tazza di coriandolo fresco
- 1 cucchiaio di salsa di pesce
- 1 scalogno, sbucciato e dimezzato
- 1/2 tazza di olio d'oliva
- Pepe
- Sale

## Indicazioni:

1. In un frullatore aggiungere tutto tranne la bistecca e preparare una purea. La purea non deve essere molto liscia e può contenere qualche grumo.
2. Marinare le bistecche in questa purea per 6 ore in frigorifero o, se possibile, durante la notte.
3. Girare le bistecche nella marinata ogni poche ore per assicurare una corretta marinatura.
4. Preriscaldare una griglia e poi grigliare le bistecche per circa 10 minuti su ogni lato per una bistecca di media cottura. Potete regolare i tempi di cottura secondo le vostre preferenze.
5. Servire caldo con un contorno di purè di patate dolci o di verdure grigliate.

## Nutrizione:

- Calorie: 203 kcal; Grasso: 17,7 g
- Carboidrati totali: 13,0 g
- Fibra: 5,6 g; Proteine: 3,7 g

# Salsiccia e asparagi in casseruola

**Tempo di preparazione:** 10 minuti
**Tempo di cottura:** 15 minuti
**Porzioni:** 4
**Ingredienti:**

- Olio di cocco
- 2 libbre di salsiccia, tagliata
- 14 uova, sbattute
- 1/2 cucchiaino di aglio in polvere
- 8 gambi di asparagi, tritati
- 1/2 tazza di latte di cocco
- 1 porro, affettato
- 1 cucchiaio di aneto fresco, tritato
- Sale e pepe secondo il gusto

**Indicazioni:**

1. Tenere il forno in modalità preriscaldamento a 325 °F.
2. Prendere una padella e scaldarla leggermente. Aggiungere le salsicce alla padella e farle saltare.
3. A metà cottura aggiungere il porro e gli asparagi.
4. Cuocere fino a quando la salsiccia è cotta e il porro e gli asparagi sono teneri, ma sodi.
5. In una ciotola aggiungere le uova, l'aglio in polvere, il latte, il sale, l'aneto e il pepe.
6. Sbattere bene per formare una miscela leggera e spumosa.
7. Unire il composto di uova con le salsicce e mescolare bene.
8. Prendete una teglia da forno e ungetela bene con dell'olio di cocco.
9. Versare la pastella preparata nella teglia e infornare per 40 minuti o fino a cottura ultimata.
10. Servire caldo.

## Nutrizione:

- Calorie: 205 kcal
- Grasso: 13,3 g
- Carboidrati totali: 4,4 g
- Fibra: 0,8 g
- Proteine: 8,0 g

# Deliziosa frittata di pomodori e aneto

**Tempo di preparazione:** 10 minuti
**Tempo di cottura:** 20 minuti
**Porzioni:** 4
**Ingredienti:**

- 9 pomodori, tagliati a dadini
- 18 uova, sbattute
- 5 spicchi d'aglio, tritati
- 5 cucchiai di aneto fresco, tritato
- 2 cucchiai di fiocchi di pepe rosso
- 5 cucchiai di erba cipollina fresca, tritata
- Olio di cocco
- Sale e pepe secondo il gusto

## Indicazioni:

1. Tenere il forno in modalità preriscaldamento a 325 °F.
2. In una ciotola mescolare insieme i pomodori, le uova, i chiodi di garofano, l'aneto, il pepe rosso e l'erba cipollina. Condire con sale e pepe a seconda dei gusti.
3. Prendete una teglia da forno e ungetela con olio di cocco.
4. Versare una parte della pastella nella padella e spargerla sul fondo della padella facendo roteare la padella. Dovrebbe formare uno strato spesso un centimetro.
5. Infornare per circa 30 minuti o fino a quando non è pronto.
6. Fare lo stesso per la rimanente pastella.
7. Servire caldo!

**Nutrizione:**

- Calorie: 248 kcal
- Grasso: 21,6 g
- Carboidrati totali: 8,3 g
- Fibra: 4,1 g
- Proteine: 9,3 g

# Enchilada di pollo al forno

**Tempo di preparazione:** 10 minuti
**Tempo di cottura:** 35 minuti
**Porzioni:** 4
**Ingredienti:**

- 1 libbra di pollo cotto, tagliuzzato
- 5 peperoncini verdi, tagliati a dadini
- 2 spicchio d'aglio, tritato
- 1 peperone rosso, tagliato a dadini
- 12 once di salsa enchilada
- 1/2 cucchiaino di peperoncino in polvere e origano secco, mescolati insieme
- Sale e pepe a piacere
- 4 uova, sbattute
- Cilantro
- Olio di cocco

**Indicazioni:**

1. Tenere il forno in modalità preriscaldamento a 350 °F.
2. In una ciotola aggiungere la salsa enchilada, il peperone, i peperoncini, il pollo, l'aglio, il peperoncino in polvere e il mix di origano, il pepe e il sale.
3. Mescolare bene per ricoprire il pollo e i peperoni con la salsa.
4. Per assicurarsi che non ci siano grumi di condimenti, aggiungere i condimenti alla salsa enchilada e scioglierli prima di versare la salsa enchilada condita sugli altri ingredienti.

5. Ora aggiungete le uova e mescolate ancora una volta.
6. Versare questo composto in una teglia unta (olio di cocco) e cuocere nel forno preriscaldato per un'ora.
7. Cuocere per altri quindici minuti se non è pronto.
8. Lasciate raffreddare per 5 minuti e poi servite immediatamente, condito con un po' di coriandolo.

## Nutrizione:

- Calorie: 138 kcal
- Grasso: 10,5 g
- Carboidrati totali: 10,2 g
- Fibra: 3,5 g
- Proteine: 5,9 g

# Rouladen di tacchino festivo

**Tempo di preparazione:** 15 minuti
**Tempo di cottura:** 30 minuti
**Porzioni:** 5
**Ingredienti:**

- 2 lb. filetto di tacchino, marinato e tagliato in 10 pezzi
- 10 strisce di prosciutto crudo
- 1/2 cucchiaino di peperoncino in polvere
- 1 cucchiaino di maggiorana
- 1 rametto di rosmarino, tritato finemente
- 2 cucchiai di vino bianco secco
- 1 cucchiaino di aglio tritato finemente
- 1-½ cucchiaio di burro a temperatura ambiente
- 1 cucchiaio di senape di Digione

## Indicazioni:

1. Iniziare a preriscaldare il forno a 430 °F.

2. Asciugare il tacchino e cuocerlo nel burro caldo per circa 3 minuti per lato. Aggiungere la senape, il peperoncino in polvere, la maggiorana, il rosmarino, il vino e l'aglio.
3. Continuare la cottura per altri 2 minuti. Avvolgere ogni pezzo di tacchino in una striscia di prosciutto e fissare con stuzzicadenti.
4. Arrostire nel forno preriscaldato per circa 30 minuti.

**Nutrizione:**

- Calorie: 286 kcal
- Grasso: 9,7 g
- Carboidrati: 6,9 g
- Proteine: 39,9 g; Fibra: 0,3 g

# Capitolo 4. Cena

## Salmone selvatico arrostito

**Tempo di preparazione:** 10 minuti
**Tempo di cottura:** 70 minuti
**Porzioni:** 4
**Ingredienti:**

- 1 cucchiaio di erba cipollina tritata
- 2 cucchiai di olio extravergine d'oliva
- 2, 125 g di pezzi di salmone selvaggio con pelle
- 1 cucchiaio di foglie di dragoncello

**Indicazioni:**

1. Preriscaldare il forno a 425 °F. Usare un foglio di alluminio per foderare una teglia da forno.
2. Versare l'olio sul salmone e arrostirlo sulla teglia, con la pelle verso il basso, per circa 12 minuti o fino a cottura ultimata.
3. Sollevare il salmone dalla pelle con una spatola di metallo e metterlo sul piatto da portata, scartando la pelle. Cospargere di erbe e servire immediatamente.

**Nutrizione:**

- Calorie: 37 kcal; Grassi: 1 g
- Carboidrati: 3 g; Proteine: 3 g

## Melanzane ripiene di manzo e formaggio

**Tempo di preparazione:** 15 minuti
**Tempo di cottura:** 30 minuti
**Porzioni:** 4
**Ingredienti:**

- 2 melanzane
- 2 cucchiai di olio d'oliva

- 1-½ libbra di manzo macinato
- 1 cipolla rossa media, tritata
- 1 peperone rosso arrostito, tritato
- Sale rosa e pepe nero a piacere
- 1 tazza di formaggio cheddar giallo, grattugiato
- 2 cucchiai di aneto, tritato

## Indicazioni:

1. Preriscaldare il forno a 350 °F. Stendere le melanzane su una superficie piana, tagliare le estremità e dividerle a metà nel senso della lunghezza.
2. Estrarre la polpa da ogni metà per creare delle conchiglie. Tritare la polpa.
3. Scaldare l'olio in una padella a fuoco medio. Aggiungere la carne macinata, la cipolla rossa, il pimiento e la polpa di melanzana e condire con sale e pepe.
4. Cuocere per 6 minuti mescolando per rompere i grumi finché il manzo non è più rosa.
5. Distribuire il manzo nei gusci di melanzane e cospargere di formaggio cheddar.
6. Mettere su una teglia unta e cuocere per far sciogliere il formaggio per 15 minuti fino a quando le melanzane sono tenere. Servire caldo condito con aneto.

## Nutrizione:

- Calorie: 574 kcal; Grasso: 27,5 g
- Carboidrati netti: 9,8 g; Proteina 61,8 g

# Costolette di manzo grigliate al chipotle dolce

**Tempo di preparazione:** 10 minuti
**Tempo di cottura:** 35 minuti
**Porzioni:** 4
**Ingredienti:**

- 4 cucchiai di salsa BBQ senza zucchero + extra per servire
- 2 cucchiai di eritritolo

- Sale rosa e pepe nero a piacere
- 2 cucchiai di olio d'oliva
- 2 cucchiaini di polvere di chipotle
- 1 cucchiaino di aglio in polvere
- 1 libbra di costine di manzo
- Insalata di lattuga e pomodori

**Indicazioni:**

1. Mescolare l'eritritolo, il sale, il pepe, l'olio, il chipotle e l'aglio in polvere. Spennellare i lati carnosi delle costolette e avvolgerle nella pellicola. Lasciare riposare per 30 minuti a marinare.
2. Preriscaldare il forno a 400 °F. Mettere le costolette avvolte su una teglia e cuocere per 40 minuti fino a cottura ultimata. Rimuovere le costolette e il foglio di alluminio, spennellare con la salsa BBQ e rosolare sotto la griglia per 10 minuti su entrambi i lati. Tagliare a fette e servire con salsa BBQ extra e insalata di lattuga e pomodoro.

**Nutrizione:**

- Calorie: 395 kcal
- Grasso: 33 g
- Carboidrati netti: 3 g
- Proteine: 21 g

# Costolette di maiale all'aglio e cilantro

**Tempo di preparazione:** 10 minuti
**Tempo di cottura:** 15 minuti
**Porzioni:** 4
**Ingredienti:**

- 1 libbra di braciole di maiale disossate e tagliate al centro, pestate a ¼ di pollice di spessore
- Sale marino, per condire
- Pepe nero appena macinato, per condire
- 2 cucchiai di olio d'oliva di buona qualità, divisi

- ¼ di tazza di coriandolo fresco tritato finemente
- 1 cucchiaio di aglio tritato
- Succo di 1 lime

## Indicazioni:

1. Marinare la carne di maiale. Asciugare le braciole di maiale e condirle leggermente con sale e pepe. Mettetele in una grande ciotola, aggiungete 2 cucchiai di olio d'oliva, il coriandolo, l'aglio e il succo di lime. Mescolate per ricoprire le braciole. Coprire la ciotola e marinare le braciole a temperatura ambiente per 30 minuti.
2. Cuocere la carne di maiale. In una grande padella a fuoco medio-alto, scaldare i restanti 2 cucchiai di olio d'oliva. Aggiungere le braciole di maiale in un unico strato e friggerle, girandole una volta, fino a quando sono appena cotte e ancora succose, da 6 a 7 minuti per lato.
3. Servire. Dividere le braciole tra quattro piatti e servirle immediatamente.

## Nutrizione:

- Calorie: 249 kcal
- Grasso totale: 16 g
- Carboidrati totali: 2 g
- Fibra: 0 g
- Carboidrati netti: 2 g
- Sodio: 261 mg
- Proteine: 25 g

# Braciole di maiale alla griglia con salsa greca

**Tempo di preparazione:** 15 minuti
**Tempo di cottura:** 15 minuti
**Porzioni:** 4
**Ingredienti:**

- 4 cucchiaini di olio d'oliva di buona qualità, divisi
- 1 cucchiaio di aceto di vino rosso

- 3 cucchiaini di origano fresco tritato, diviso
- 1 cucchiaino di aglio tritato
- 4 (4-ounce) costolette di maiale disossate con taglio centrale
- ½ tazza di pomodori ciliegia tagliati a metà
- ½ peperone giallo, tagliato a dadini
- ½ cetriolo inglese, tritato
- ¼ di cipolla rossa, tritata
- 1 cucchiaio di aceto balsamico
- Sale marino, per condire
- Pepe nero appena macinato, per condire

## Indicazioni:

1. Marinare il maiale. In una ciotola media, mescolate insieme 3 cucchiai di olio d'oliva, l'aceto di vino rosso, 2 cucchiaini di origano e l'aglio. Aggiungere le braciole di maiale alla ciotola, girandole per farle ricoprire con la marinata. Coprire la ciotola e metterla in frigorifero per 30 minuti.
2. Preparare la salsa. Mentre il maiale sta marinando, in una ciotola media, mescolate insieme il restante 1 cucchiaio di olio d'oliva, i pomodori, il peperone giallo, il cetriolo, la cipolla rossa, l'aceto balsamico e il restante 1 cucchiaino di origano. Condire la salsa con sale e pepe. Mettere la ciotola da parte.
3. Grigliate le braciole di maiale. Riscaldare una griglia a calore medio-alto. Togliere le braciole di maiale dalla marinata e grigliarle fino a quando sono appena cotte, da 6 a 8 minuti per lato.
4. Servire. Far riposare il maiale per 5 minuti. Dividere il maiale tra quattro piatti e servirlo con una generosa cucchiaiata di salsa.

## Nutrizione:

- Calorie: 277 kcal
- Grasso totale: 19 g
- Carboidrati totali: 4 g
- Fibra: 1 g
- Carboidrati netti: 3 g
- Sodio: 257 mg
- Proteine: 25 g

# Salsiccia italiana e broccoli saltati

**Tempo di preparazione:** 10 minuti
**Tempo di cottura:** 20 minuti
**Porzioni:** 4
**Ingredienti:**

- 2 cucchiai di olio d'oliva di buona qualità
- 1 libbra di carne di salsiccia italiana, calda o dolce
- 4 tazze di piccole cimette di broccoli
- 1 cucchiaio di aglio tritato
- Pepe nero appena macinato, per condire

## Indicazioni:

1. Cuocere la salsiccia. In una grande padella a fuoco medio, scaldare l'olio d'oliva. Aggiungere la salsiccia e farla rosolare fino a quando non è cotta, da 8 a 10 minuti. Trasferire la salsiccia in un piatto con un cucchiaio forato e mettere il piatto da parte.
2. Soffriggere le verdure. Aggiungete i broccoli alla padella e fateli soffriggere finché sono teneri, circa 6 minuti. Aggiungere l'aglio e soffriggere per altri 3 minuti.
3. Finire il piatto. Rimettere la salsiccia nella padella e saltarla per unirla agli altri ingredienti. Condire il composto con il pepe.
4. Servire. Dividere il composto tra quattro piatti e servirlo immediatamente.

## Nutrizione:

- Calorie: 486 kcal
- Grasso totale: 43 g
- Carboidrati totali: 7 g
- Fibra: 2 g
- Carboidrati netti: 5 g
- Sodio: 513 mg
- Proteina 19 g

# Agnello alla calce

**Tempo di preparazione:** 10 minuti
**Tempo di cottura:** 40 minuti
**Porzioni:** 4
**Ingredienti:**

- 2 stinchi di agnello
- 1 cucchiaino di sale
- 1 cucchiaino di eritritolo
- 3 cucchiai di burro

## Indicazioni:

1. Sciogliere il burro nella casseruola.
2. Aggiungere gli stinchi di agnello nel burro caldo e arrostirli per 5 minuti per lato a fuoco medio.
3. Poi cospargere la carne con sale ed eritritolo.
4. Chiudere il coperchio e cuocere la carne a fuoco lento per 30 minuti.

## Nutrizione:

- Calorie: 158 kcal
- Grasso: 11,8 g; Fibra: 0,2 g
- Carboidrati: 2,1 g; Proteine: 12,1 g

# Agnello alla noce moscata

**Tempo di preparazione:** 15 minuti
**Tempo di cottura:** 25 minuti
**Porzioni:** 4
**Ingredienti:**

- costata d'agnello da 13 once
- 1 cucchiaino di noce moscata macinata
- 1 cucchiaio di olio di cocco
- ½ cucchiaino di pepe nero macinato

## Indicazioni:

1. Strofinare l'agnello con noce moscata e pepe nero macinato.
2. Poi sciogliere l'olio di cocco nella padella.
3. Aggiungere la cremagliera d'agnello e arrostirla a fuoco medio per 10 minuti per lato.

**Nutrizione:**

- Calorie: 188 kcal
- Grasso: 11,8 g
- Fibra: 0,2 g
- Carboidrati: 0,4 g
- Proteine: 18,8 g

# Agnello saltato con menta e limone

**Tempo di preparazione:** 10 minuti
**Tempo di cottura:** 45 minuti
**Porzioni:** 4
**Ingredienti:**

- Filetto d'agnello da 1 libbra
- 1 cucchiaino di menta secca
- 1 cucchiaino di scorza di limone, grattugiata
- 2 tazze di acqua
- 1 carota, tritata
- 1 cucchiaino di concentrato di pomodoro keto
- 1 cucchiaino di pepe di Caienna

**Indicazioni:**

1. Tagliare il filetto d'agnello grossolanamente e metterlo nella casseruola.
2. Arrostire la carne per 2 minuti per lato.
3. Aggiungere la menta secca, la scorza di limone, la carota, il concentrato di pomodoro keto e il pepe di cayenna.
4. Poi aggiungere l'acqua e mescolare attentamente gli ingredienti.
5. Chiudere il coperchio e cuocere il sauté a fuoco medio per 40 minuti.

**Nutrizione:**

- Calorie: 220 kcal
- Grasso: 8,4 g
- Fibra: 0,6 g
- Carboidrati: 2,1 g
- Proteina 32,1 g

# Tagliatelle vietnamite ai frutti di mare

**Tempo di preparazione:** 10 minuti
**Tempo di cottura:** 40 minuti
**Porzioni:** 4
**Ingredienti:**

- Confezione da 400 g/14 oz. di frutti di mare cotti
- 300 g/11 oz. confezione di spaghetti di riso marrone sottili cotti
- 300 g/11 oz. di germogli di fagioli cotti
- 3 carote, tagliate sottili
- 1 mazzo di cipollotti, tagliati nel senso della lunghezza
- Un mazzo di menta e coriandolo, foglie tritate
- Per il condimento:
- 5 cucchiai di aceto di vino di riso
- 1 cucchiaino di zucchero semolato
- 1 peperoncino rosso, tritato
- 1 bastoncino di citronella, affettato
- 1 salsa di soia

**Indicazioni:**

1. Per fare l'insalata, mettete tutte le verdure e i frutti di mare in una grande ciotola e mescolate tutto insieme, in modo che i frutti di mare e gli spaghetti siano uniti.
2. Poi preparate il condimento mescolando tutti gli ingredienti e gettatelo nell'insalata prima di servirla.

**Nutrizione:**

- Calorie: 408 kcal
- Grasso: 27,2 g; Fibra: 0,6 g
- Carboidrati: 3 g; Proteine: 35,6 g

# Insalata di salmone, limone e riso integrale

**Tempo di preparazione:** 10 minuti
**Tempo di cottura:** 30 minuti
**Porzioni:** 4
**Ingredienti:**

- 200 g/7 oz. di riso basmati marrone
- 200 g/7 oz. di fagioli di soia congelati, scongelati
- 2 filetti di salmone
- 1 cetriolo, tagliato a dadini
- 1 mazzo piccolo di cipollotti, affettato
- 1 mazzetto di coriandolo, tritato grossolanamente
- Zest e succo di 1 lime
- 1 peperoncino rosso, tagliato a dadini (senza semi se ti piace più delicato)
- 4 cucchiai di salsa di soia leggera

**Indicazioni:**

1. Cuocere il riso seguendo le istruzioni della confezione e 3 minuti prima che sia pronto, aggiungere i fagioli di soia. Scolare e raffreddare sotto acqua corrente fredda.
2. Nel frattempo, mettete il salmone su un piatto, poi mettetelo nel microonde ad alta temperatura per 3 minuti, o fino a cottura ultimata. Lasciare raffreddare leggermente, rimuovere la pelle con una forchetta e poi sfogliare.
3. Mescolate delicatamente il cetriolo, i cipollotti, il coriandolo e il salmone al riso e ai fagioli. In una ciotola a parte, mescolare la scorza e il succo di lime, il peperoncino e la salsa di soia e versare sul riso prima di servire.

**Nutrizione:**

- Calorie: 169 kcal
- Grasso: 6 g
- Fibra: 1,3 g
- Carboidrati: 6,8 g
- Proteine: 21 g

# Sgombro arrosto spagnolo

**Tempo di preparazione:** 10 minuti
**Tempo di cottura:** 50 minuti
**Porzioni:** 4
**Ingredienti:**

- 4 filetti di sgombro
- 2 peperoni rossi (campanelli)
- 2 peperoni verdi (peperoni a campana)
- 2 pomodori, tagliati a dadini
- 2 spicchi d'aglio, tritati
- 1 cipolla grande, tritata grossolanamente
- 2 cucchiai di olio d'oliva

**Indicazioni:**

1. Mettere i peperoni interi, i pomodori, la cipolla e l'aglio in una pirofila e ricoprirli di olio d'oliva. Trasferiteli in un forno preriscaldato a 200 °C/400 °F e cuoceteli per circa 35 minuti.
2. Toglieteli dal forno e mettete i peperoni in un sacchetto di plastica con chiusura lampo o copriteli con pellicola trasparente. Nel frattempo, mettete gli sgombri su una teglia e cuoceteli in forno per 10 minuti o fino a quando saranno completamente cotti.
3. Togliere i peperoni dal sacchetto e affettarli grossolanamente, eliminando i semi. Mettere i pomodori, i peperoni, la cipolla, l'aglio e lo sgombro in una ciotola e combinare.
4. Può essere servito caldo o freddo.

**Nutrizione:**

- Calorie: 289 kcal
- Grasso: 23,2 g; Fibra: 0,2 g
- Carboidrati: 2,5 g; proteine 17,7 g

# Curry di lenticchie

**Tempo di preparazione:** 10 minuti
**Tempo di cottura:** 40 minuti
**Porzioni:** 4
**Ingredienti:**

- 450 g di lenticchie
- 75 g di zucca butternut, sbucciata, privata dei semi e tagliata a pezzi
- 50 g di foglie di spinaci freschi
- 3 pomodori, tritati
- 3 baccelli di cardamomo
- 3 spicchi d'aglio, tritati
- 2 cucchiaini di coriandolo macinato (cilantro)
- 2 cucchiaini di curry in polvere
- 2 cucchiai di coriandolo fresco (cilantro), tritato
- 1 cipolla, tritata
- 1 cucchiaino di zenzero macinato
- ½ cucchiaino di curcuma
- 400 ml di latte di cocco
- 1 cucchiaio di olio d'oliva

**Indicazioni:**

1. Scaldare l'olio in una grande casseruola e aggiungere la cipolla.
2. Cuocere per circa 5 minuti.
3. Aggiungere i pomodori, le erbe e le spezie e cuocere per 1 minuto.
4. Aggiungere le lenticchie, la zucca e il latte di cocco e cuocere per circa 20 minuti. Se avete bisogno di aggiungere altro liquido, basta aggiungere dell'acqua calda o del brodo vegetale.
5. Aggiungere gli spinaci e mescolare bene per circa 2 minuti fino a quando sono appassiti. Servire con riso integrale e insalata.

**Nutrizione:**

- Calorie: 94 kcal
- Grasso: 4,6 g
- Fibra: 2,4 g
- Carboidrati: 5,6 g
- Proteine: 8 g

# Zuppa di radice di sedano e zucca

**Tempo di preparazione:** 10 minuti
**Tempo di cottura:** 20 minuti
**Porzioni:** 4
**Ingredienti:**

- 1 kg di zucca kabocha (se vuoi puoi usare una zucca normale).
- 1 grande radice di sedano
- 2 cucchiai di olio di cocco,
- Sale a piacere
- 2 porri
- 1 cipolla grande
- 2-3 cucchiai di salvia tritata
- 2-3 cucchiai di rosmarino tritato
- 2 tazze di brodo vegetale
- Succo di 1 limone
- 1 cucchiaio di scorza di limone
- 1 cucchiaio di pepe
- ½ cucchiaino di fiocchi di peperoncino
- 2 cucchiai di qualsiasi burro di noci
- Semi di zucca

**Indicazioni:**

1. Sbucciare la zucca e tagliarla a cubetti.
2. Tagliare il sedano a pezzetti.

3. Mettere le due verdure tritate in una pentola d'acqua. Lasciate cuocere a fuoco lento per mezz'ora o finché non diventano molto morbide. In alternativa, potete cuocerle a pressione.
4. Prendere una padella e versarvi l'olio di cocco, una volta che l'olio è caldo aggiungere le fette di cipolle e friggerle finché diventano traslucide o dorate. Tritare i porri e aggiungere i porri tritati a questo e friggere anche loro.
5. Scolare il sedano e la zucca.
6. Aggiungere il brodo vegetale insieme al rosmarino e alla salvia alle verdure cotte. Aggiungere anche la cipolla e i porri.
7. Lasciate cuocere il brodo per circa 20 minuti.
8. Aggiungere il burro di noci, i fiocchi di peperoncino e il succo di limone con la scorza di un limone.
9. Dopo che il composto è cotto, lasciatelo raffreddare per un po'.
10. Frullare questa miscela fino a formare una zuppa come consistenza.
11. Aggiungere a questo punto il pepe e il sale e mescolare bene.
12. Far bollire di nuovo e aggiungere i semi di zucca.
13. 13. Servire caldo.

## Nutrizione:

- Calorie: 230 kcal
- Grasso: 10,6 g
- Fibra: 2,6 g
- Carboidrati: 4,5 g
- Proteine: 27,6 g

# Funghi crudi marinati

**Tempo di preparazione:** 10 minuti
**Tempo di cottura:** 30 minuti
**Porzioni:** 4
**Ingredienti:**

- 4 libbre di funghi bianchi tagliati sottili
- 8 cucchiai di aceto di sidro di mele
- Pepe nero appena macinato
- Coriandolo tritato

- 12 cucchiai di olio d'oliva spremuto a freddo
- 2 cucchiaini di sale, rosmarino secco, salvia e timo

**Indicazioni:**

1. In una ciotola aggiungere l'olio, l'aceto, il sale, il pepe e le erbe. Mescolare bene.
2. Aggiungere i funghi e lasciarli marinare per 10 minuti.
3. Servire guarnito con cilantro.

**Nutrizione:**

- Calorie: 216 kcal
- Grasso: 10,2 g
- Fibra: 2,5 g
- Carboidrati: 5,7 g
- Proteine: 24,6 g

# Ostriche calde con vinaigrette

**Tempo di preparazione:** 10 minuti
**Tempo di cottura:** 50 minuti
**Porzioni:** 4
**Ingredienti:**

- 4 dozzine di ostriche
- 2 tazza di aceto
- 4 pomodori, pelati e tritati
- 2 scalogni, tritati
- 1 cucchiaino di pepe
- Sale, a piacere

**Indicazioni:**

1. Tenere il forno in modalità preriscaldamento a 500 °F.
2. Prendete una pirofila e foderatela di sale. Scaldate questa pirofila nel forno per 15 minuti.

3. In una ciotola aggiungere i pomodori, l'aceto, lo scalogno, il pepe e il sale. Mescolare bene e tenere da parte.
4. Cuocere le ostriche mettendole nel piatto foderato di sale. Infornarle per almeno 8 minuti.
5. Toglieteli dal forno e lasciateli raffreddare. Ora, tagliate il muscolo che tiene insieme i due gusci.
6. Mentre servite, togliete il guscio superiore e mettetelo in un piatto. Aggiungere la vinaigrette a questo e servire immediatamente.

**Nutrizione:**

- Calorie: 225 kcal
- Grassi: 19 g
- Carboidrati: 4 g
- Proteine: 11 g

# Branzino al cocco arrostito con vino bianco

**Tempo di preparazione:** 10 minuti
**Tempo di cottura:** 40 minuti
**Porzioni:** 4
**Ingredienti:**

- 2 spigole selvatiche catturate
- 10 fette di limone
- 4 spicchi d'aglio, schiacciati
- Olio di cocco fuso
- 2 tazze di vino bianco secco
- 2 foglie di alloro fresco
- Origano e timo freschi

**Indicazioni:**

1. Iniziate a preriscaldare il forno a 400 °F (204 °C) e foderate una teglia con un foglio di alluminio da cucina.
2. Ora, fate 3 tagli diagonali su ogni lato del branzino e cospargetelo di olio di cocco.

3. Mettere metà delle erbe, le fette di limone e l'aglio nella cavità del pesce.
4. Disporre la metà rimanente delle erbe, le fette di limone e l'aglio al centro del vassoio preparato e mettervi sopra il pesce.
5. Ripiegare con cura la pellicola intorno ai lati del branzino e versare il vino bianco.
6. Arrostire per 30 minuti e poi togliere dal forno.
7. Buon divertimento!
8. Il branzino è un pesce d'acqua fredda che ha un profilo denso di nutrienti. Questa ricetta è pulita e semplice ed è un modo sano per finire la giornata.

**Nutrizione:**

- Calorie: 225 kcal; Grassi: 19 g
- Carboidrati: 4 g; Proteine: 11 g

# Stufato piccante di gamberi

**Tempo di preparazione:** 10 minuti
**Tempo di cottura:** 50 minuti
**Porzioni:** 4
**Ingredienti:**

- 1 kg di gamberi cotti, togliere le code
- 4 spicchi d'aglio, tritati
- ¼ di tazza di cipolle verdi, affettate
- 2 cucchiai di ketchup
- 1 cucchiaio di miele
- 1 cucchiaio di salsa di soia
- ½ - 1 cucchiaino di pepe di Caienna schiacciato
- 2 cucchiai di amido di mais
- 1 cucchiaio di olio vegetale
- ¼ di cucchiaino di zenzero macinato
- 4 cucchiai di acqua
- Sale, opzionale

## Indicazioni:

1. Combinare il ketchup, il miele, la salsa di soia, il pepe di Caienna schiacciato, l'amido di mais, lo zenzero e l'acqua in una ciotola e mettere da parte.
2. Mettete una grande padella a fuoco medio-alto e versate dell'olio.
3. Cuocere le cipolle e l'aglio per circa 30 secondi fino a quando sono morbide e fragranti.
4. Aggiungere i gamberi e ricoprirli uniformemente con la cipolla, l'aglio e l'olio, poi versare la salsa e mescolare bene.
5. Cuocere fino a quando la salsa diventa densa e spumeggiante.
6. Servire su riso al vapore.
7. Buon divertimento!

## Nutrizione:

- Calorie: 478 kcal; Grassi: 39 g
- Carboidrati: 3 g; Proteine: 31 g

# Petto di pollo ripieno servito con fagiolini agli agrumi

**Tempo di preparazione:** 10 minuti
**Tempo di cottura:** 40 minuti
**Porzioni:** 4
**Ingredienti:**

- 2 pezzi di petto di pollo, senza pelle
- 75 g di formaggio di capra
- 75 g di pancetta, tagliata a cubetti
- 100 g di fagiolini, spuntati
- ¼ di tazza di mandorle tostate, tritate grossolanamente
- 1 cucchiaio di olio d'oliva
- 1 cucchiaio di scorza di limone
- 2 cucchiai di succo di limone appena spremuto
- Sale marino
- Pepe nero appena macinato

## Indicazioni:

1. Mettere una padella media a fuoco medio e soffriggere la pancetta fino a quando non è ben rosolata e croccante. Trasferire in un piatto foderato con un tovagliolo di carta e mettere da parte.
2. Strofinate i petti di pollo con sale e pepe su entrambi i lati poi tagliateli a metà per formare un libro. Ora unite la pancetta cotta con il formaggio di capra e condite leggermente.
3. Mettere circa un cucchiaio di miscela di formaggio nei petti tagliati e chiudere delicatamente. Puoi usare uno spago da cucina per fissare i petti, in modo che il ripieno non fuoriesca.
4. Aggiungete l'olio d'oliva nella stessa padella che avete usato per la pancetta e non versate il grasso e i succhi della pancetta. Scaldare a fuoco medio e poi friggere il pollo per 5 minuti per lato fino a quando è dorato e i succhi sono chiari. Togliere dal fuoco e lasciare riposare per 3-5 minuti.
5. Nel frattempo, far bollire una pentola d'acqua e cuocere i fagiolini per due minuti. Togliere i fagiolini cotti e passarli immediatamente sotto l'acqua fredda o metterli in un bagno di ghiaccio, per mantenere il colore verde. Irrorare con il succo di limone e mescolare con le mandorle e la scorza di limone.
6. Questo piatto si sposa molto bene con i cubetti di mela al forno.

## Nutrizione:

- Calorie: 227 kcal
- Grassi: 17 g
- Carboidrati: 3 g
- Proteine: 19 g

# Capitolo 5. Ricette di carne

## ae peperoni

**Tempo di preparazione:** 10 minuti
**Tempo di cottura:** 35 minuti
**Porzioni:** 6
**Ingredienti:**

- 1-½ libbra di salsicce dolci italiane (o calde se preferite)
- 2 cucchiai di olio d'oliva di buona qualità
- 1 peperone rosso, tagliato a strisce sottili
- 1 peperone giallo, tagliato a strisce sottili
- 1 peperone arancione, tagliato a strisce sottili
- 1 cipolla rossa, tagliata sottile
- 1 cucchiaio di aglio tritato
- ½ tazza di vino bianco
- Sale marino, per condire
- Pepe nero appena macinato, per condire

**Indicazioni:**

1. Cuocere la salsiccia. Preriscaldare una griglia a livello medio-alto e grigliare le salsicce, girandole più volte, fino a quando sono cotte, circa 12 minuti in totale.
2. Lasciate riposare le salsicce per 15 minuti e poi tagliatele in pezzi da 2 pollici.
3. Saltare le verdure. In una grande padella a fuoco medio-alto, scaldare l'olio d'oliva.
4. Aggiungere i peperoni rossi, gialli e arancioni, la cipolla rossa e l'aglio e soffriggere fino a quando sono teneri circa 10 minuti.
5. Finire il piatto. Aggiungere la salsiccia alla padella con il vino bianco e far rosolare per 10 minuti.
6. Dividere il composto tra quattro piatti, condire con sale e pepe e servire.

**Nutrizione:**

- Calorie: 450 kcal
- Grasso totale: 40 g
- Carboidrati totali: 5 g
- Fibra: 1 g
- Carboidrati netti: 4 g
- Sodio: 554 mg
- Proteine: 17 g

# Arrosto di costolette di maiale al limone

**Tempo di preparazione:** 10 minuti
**Tempo di cottura:** 1 ora
**Porzioni:** 6
**Ingredienti:**

- ¼ di tazza di olio d'oliva di buona qualità
- Zest e succo di 1 limone
- Zest e succo di 1 arancia
- 4 rametti di rosmarino, leggermente schiacciati
- 4 rametti di timo, leggermente schiacciati
- 1 costata di maiale (4 ossa), circa 2 libbre e mezzo
- 6 spicchi d'aglio, sbucciati
- Sale marino, per condire
- Pepe nero appena macinato, per condire

**Indicazioni:**

1. Preparare la marinata. In una grande ciotola, unire l'olio d'oliva, la scorza di limone, il succo di limone, la scorza d'arancia, il succo d'arancia, i rametti di rosmarino e i rametti di timo.
2. Marinare l'arrosto. Usare un coltellino per fare sei fessure profonde 1 pollice sul lato grasso dell'arrosto. Infilare gli spicchi d'aglio nelle fessure. Mettere l'arrosto nella ciotola con la marinata e girarlo per ricoprirlo bene con la marinata. Coprire la ciotola e metterla in frigo per una notte, girando l'arrosto nella marinata più volte.

3. Preriscaldare il forno. Impostare la temperatura del forno a 350 °F.
4. Arrostire il maiale. Togliere il maiale dalla marinata e condirlo con sale e pepe, poi metterlo in una teglia e lasciarlo arrivare a temperatura ambiente. Arrostire il maiale fino a quando è cotto (145 °F a 160 °F temperatura interna), circa 1 ora. Buttare via gli avanzi della marinata.

5. Servire. Lasciare riposare il maiale per 10 minuti, poi tagliarlo a fette e disporre le fette su un piatto da portata. Servire caldo.

**Nutrizione:**

- Calorie: 403 kcal
- Grasso totale: 30 g
- Carboidrati totali: 1 g
- Fibra: 0 g
- Carboidrati netti: 1 g
- Sodio: 113 mg
- Proteine: 30 g

# Polpette di maiale alla parmigiana

**Tempo di preparazione:** 15 minuti
**Tempo di cottura:** 30 minuti
**Porzioni:** 6
**Ingredienti:**
*Per le polpette:*

- 1-¼ libbre di carne di maiale macinata
- ½ tazza di farina di mandorle
- ½ tazza di parmigiano
- 1 uovo, leggermente sbattuto
- 1 cucchiaio di prezzemolo fresco tritato
- 1 cucchiaino di aglio tritato
- 1 cucchiaino di origano fresco tritato
- ¼ di cucchiaino di sale marino
- 1/8 di cucchiaino di pepe nero appena macinato

- 2 cucchiai di olio d'oliva di buona qualità

## Per la parmigiana:

- 1 tazza di salsa di pomodoro senza zucchero
- 1 tazza di mozzarella tagliuzzata

## Indicazioni:

1. Preparare le polpette. In una grande ciotola, mescolare insieme la carne di maiale macinata, la farina di mandorle, il parmigiano, l'uovo, il prezzemolo, l'aglio, l'origano, il sale e il pepe fino a quando tutto è ben mescolato. Arrotolare il composto di maiale in polpette di 1½ pollici.
2. Cuocere le polpette. In una grande padella a fuoco medio-alto, scaldare l'olio d'oliva. Aggiungere le polpette alla padella e cuocerle, girandole più volte, fino a quando sono completamente cotte, circa 15 minuti in totale.

## Per fare la parmigiana:

3. Preriscaldare il forno. Impostare la temperatura del forno a 350 °F.
4. Assemblare la parmigiana. Trasferire le polpette in una teglia da 9 per 9 pollici e coprirle con la salsa di pomodoro. Cospargere con la mozzarella e infornare per 15 minuti o fino a quando il formaggio è fuso e dorato.
5. Servire. Dividere le polpette e la salsa tra sei ciotole e servire immediatamente.

## Nutrizione:

- Calorie: 403 kcal
- Grasso totale: 32 g
- Carboidrati totali: 1 g
- Fibra: 0 g
- Carboidrati netti: 1 g
- Sodio: 351 mg
- Proteine: 25 g

# Tenero stufato di agnello

**Tempo di preparazione:** 10 minuti
**Tempo di cottura:** 60 minuti
**Porzioni:** 4
**Ingredienti:**

- 1 libbra di filetto d'agnello, tritato
- 3 tazze di acqua
- 1 zucchina, tritata
- ½ tazza di porro, tritato
- 1 cucchiaino di paprika macinata
- 1 cucchiaino di pepe di Caienna
- 1 cucchiaino di sale
- 1 cucchiaino di burro

## Indicazioni:

1. Mettere tutti gli ingredienti nella casseruola, mescolare il composto e chiudere il coperchio.
2. Cuocere lo stufato a fuoco medio-basso per 60 minuti.

## Nutrizione:

- Calorie: 237 kcal
- Grasso: 9,5 g
- Fibra: 1,1 g
- Carboidrati: 3,8 g

# Agnello alla pancetta

**Tempo di preparazione:** 10 minuti
**Tempo di cottura:** 35 minuti
**Porzioni:** 5
**Ingredienti:**

- 1 libbra di filetto d'agnello
- 2 once di pancetta, affettata

- 1 cucchiaino di peperoncino in polvere
- 1 cucchiaino di curcuma macinata
- 1 cucchiaio di olio di cocco

**Indicazioni:**

1. Tagliare il filetto d'agnello in 5 porzioni.
2. Poi mescolare la carne con la polvere di peperoncino e la curcuma macinata.
3. Dopo questo, avvolgere ogni filetto d'agnello con la pancetta.
4. Preriscaldare l'olio di cocco nella padella.
5. Aggiungere la carne e arrostirla per 3 minuti.
6. Dopo questo, trasferire la carne nel forno preriscaldato a 360 °F e cuocere per 30 minuti.

**Nutrizione:**

- Calorie: 257 kcal
- Grasso: 14,2 g
- Fibra: 0,3 g
- Carboidrati: 0,7 g
- Proteine: 29,8 g

# Agnello dolce con origano

**Tempo di preparazione:** 10 minuti
**Tempo di cottura:** 25 minuti
**Porzioni:** 4
**Ingredienti:**

- 1 libbra di filetto d'agnello, tagliato a fette
- 1 cucchiaino di origano secco
- 1 cucchiaino di eritritolo
- 3 cucchiai di burro
- 1 cucchiaio di aceto di sidro di mele

**Indicazioni:**

1. Sciogliere il burro nella casseruola.
2. Aggiungere l'origano secco, l'eritritolo e l'aceto di sidro di mele. Portare il liquido a ebollizione.
3. Aggiungere il filetto d'agnello tagliato a fette e arrostirlo per 20 minuti. Mescolare la carne di tanto in tanto.

**Nutrizione:**

- Calorie: 289 kcal
- Grasso: 17 g
- Fibra: 0,2 g
- Carboidrati: 1,5 g; proteine: 32 g

# Insalata di vitello e cavolo

**Tempo di preparazione:** 10 minuti
**Tempo di cottura:** 0 minuti
**Porzioni:** 4
**Ingredienti:**

- 1 libbra di carne di vitello, bollita, tritata
- 1 tazza di cavolo bianco, tagliuzzato
- 1 cucchiaio di olio d'oliva
- 1 cucchiaino di aceto di sidro di mele
- 1 cucchiaino di aneto secco
- 1 cucchiaino di sale

**Indicazioni:**

1. Mettere tutti gli ingredienti nell'insalatiera.
2. Mescolare accuratamente l'insalata.

**Nutrizione:**

- Calorie: 230 kcal
- Grasso: 12,1 g
- Fibra: 0,5 g

- Carboidrati: 1,2 g
- Proteine: 27,9 g

# Olio ed erbe Agnello

**Tempo di preparazione:** 10 minuti
**Tempo di cottura:** 65 minuti
**Porzioni:** 4
**Ingredienti:**

- 1 kg di costolette d'agnello, tagliate
- 3 cucchiai di olio d'oliva
- 1 cucchiaio di condimenti italiani

**Indicazioni:**

1. Mescolare i condimenti italiani con l'olio d'oliva.
2. Poi cospargere la cremagliera d'agnello con la miscela oleosa e cuocere in forno a 360 °F per 65 minuti.
3. Affettare l'agnello cotto.

**Nutrizione:**

- Calorie: 232 kcal
- Grasso: 18,4 g
- Fibra: 0 g
- Carboidrati: 0,4 g
- Proteine: 15,9 g

# Costolette di agnello al pomodoro

**Tempo di preparazione:** 10 minuti
**Tempo di cottura:** 30 minuti
**Porzioni:** 4
**Ingredienti:**

- 11 once di costole di agnello, tritate grossolanamente

- 2 cucchiaini di concentrato di pomodoro keto
- 2 cucchiai di olio di sesamo
- 1 cucchiaino di pepe di Caienna
- 1 cucchiaio di aceto di sidro di mele

## Indicazioni:

1. Arrostire le costolette di agnello nell'olio di sesamo per 4 minuti per lato.
2. Poi aggiungere il pepe di cayenna, l'aceto di sidro di mele e il concentrato di pomodoro keto.
3. Mescolare con cura le costolette d'agnello e chiudere il coperchio.
4. Cuocere le costolette d'agnello a fuoco medio per 20 minuti.

## Nutrizione:

- Calorie: 222 kcal
- Grasso: 14,5 g
- Fibra: 0,2 g
- Carboidrati: 0,8 g
- Proteine: 20,9 g

# Bistecca di filetto alla griglia con salsa Diane

**Tempo di preparazione:** 10 minuti
**Tempo di cottura:** 25 minuti
**Porzioni:** 6
**Ingredienti:**
*Bistecca di controfiletto*

- 1½ libbra di bistecca di controfiletto
- Sale e pepe nero a piacere
- 1 cucchiaio di olio d'oliva

*Salsa Diane*

- 1 cucchiaio di olio d'oliva
- 1 spicchio d'aglio, tritato

- 1 tazza di funghi porcini affettati
- 1 cipolla piccola, tagliata finemente
- 2 cucchiai di burro
- 1 cucchiaio di senape di Digione
- 2 cucchiai di salsa Worcestershire
- ¼ di tazza di whisky
- 2 tazze di panna pesante

## Indicazioni:

1. Mettete una griglia a fuoco alto e mentre si riscalda, spennellate la bistecca con olio, cospargete di sale e pepe e strofinate il condimento nella carne con le mani. Cuocere la bistecca nella padella per 4 minuti su ogni lato per una cottura media e trasferirla su un tagliere per farla riposare per 4 minuti prima di tagliarla. Riservare il succo.
2. Scaldare l'olio in una padella a fuoco medio e soffriggere la cipolla per 3 minuti. Aggiungere il burro, l'aglio e i funghi e cuocere per 2 minuti. Aggiungere la salsa Worcestershire, il succo riservato e la senape.
3. Mescolare e cuocere per 1 minuto. Versare il whisky e cuocere ancora 1 minuto fino a quando la salsa si riduce della metà. Ruotare la padella e aggiungere la panna. Lasciare sobbollire per addensare per circa 3 minuti. Regolare il gusto con sale e pepe. Versare la salsa sulle bistecche e servire con il purè di sedano rapa.

## Nutrizione:

- Calorie: 434 kcal
- Grasso: 17 g
- Carboidrati netti: 2,9 g
- Proteine: 36 g

# Lasagna di manzo alle zucchine facile

**Tempo di preparazione:** 25 minuti
**Tempo di cottura:** 1 ora
**Porzioni:** 4
**Ingredienti:**

- 1 libbra di manzo macinato
- 2 zucchine grandi, affettate nel senso della lunghezza
- 3 spicchi d'aglio
- 1 cipolla bianca media, tritata
- 3 pomodori, tritati
- Sale e pepe nero a piacere
- 2 cucchiaini di paprika dolce
- 1 cucchiaino di timo secco
- 1 cucchiaino di basilico secco
- 1 tazza di mozzarella, sminuzzata
- 1 cucchiaio di olio d'oliva

## Indicazioni:

1. Preriscaldare il forno a 370 °F. Scaldare l'olio d'oliva in una padella a fuoco medio. Cuocere il manzo per 4 minuti mentre si rompono eventuali grumi mentre si mescola.
2. Aggiungere cipolla, aglio, pomodori, sale, paprika e pepe.
3. Mescolare e continuare la cottura per 5 minuti.
4. Disporre 1/3 delle fette di zucchina nella pirofila.
5. Coprire con 1/3 del composto di manzo e ripetere il processo di stratificazione altre due volte con le stesse quantità.
6. Condire con basilico e timo.
7. Cospargete la mozzarella e mettete la pirofila nel forno.
8. Cuocere per 35 minuti.
9. Togliere la lasagna e lasciarla riposare per 10 minuti prima di servirla.

## Nutrizione:

- Calorie: 344 kcal
- Grasso: 17,8 g
- Carboidrati netti: 2,9 g
- Proteine: 40,4 g

# Arrosto di costata con scalogni arrostiti e aglio

**Tempo di preparazione:** 15 minuti
**Tempo di cottura:** 40 minuti
**Porzioni:** 6
**Ingredienti:**

- 5 libbre di arrosto di manzo, con l'osso
- 3 teste d'aglio, tagliate a metà
- 3 cucchiai di olio d'oliva
- 6 scalogni, pelati e dimezzati
- 2 limoni, sbucciati e spremuti
- 3 cucchiai di semi di senape
- 3 cucchiai di swerve
- Sale e pepe nero a piacere
- 3 cucchiai di foglie di timo

## Indicazioni:

1. Preriscaldare il forno a 400 °F. Mettere le teste d'aglio e gli scalogni in una pirofila, condirli con olio d'oliva e cuocerli per 15 minuti.
2. Versare il succo di limone su di essi. Segnare dei motivi incrociati poco profondi sulla carne e metterli da parte.
3. Mescolate la riserva, i semi di senape, il timo, il sale, il pepe e la scorza di limone per fare uno sfregamento e applicatelo su tutto il manzo.
4. Mettere il manzo sugli scalogni e l'aglio e cuocere in forno per 20 minuti. Una volta pronto, togliere il piatto e lasciare riposare coperto per 15 minuti prima di affettare. Servire.

## Nutrizione:

- Calorie: 222 kcal
- Grasso: 29,7 g
- Carboidrati: 3 g

# Palle di manzo e Habanero

**Tempo di preparazione:** 10 minuti
**Tempo di cottura:** 45 minuti
**Porzioni:** 6
**Ingredienti:**

- 3 spicchi d'aglio, tritati
- 2 libbre di manzo macinato
- 1 cipolla, tritata
- 2 peperoni habanero, tritati
- 1 cucchiaino di timo secco
- 2 cucchiai di coriandolo fresco, tritato
- ½ cucchiaino di pimento
- 1 cucchiaino di cumino
- ½ cucchiaino di chiodi di garofano macinati
- Sale e pepe nero a piacere
- 2 cucchiai di burro
- 3 cucchiai di burro fuso
- 6 once di formaggio cremoso
- 1 cucchiaino di curcuma
- ¼ di cucchiaino di stevia
- ½ cucchiaino di lievito in polvere
- 1-½ tazze di farina di lino
- ½ tazza di farina di cocco
- ½ tazza di acqua

## Indicazioni:

1. In un frullatore, mescolare la cipolla con l'aglio, gli habaneros e ½ tazza d'acqua. Mettere una padella a fuoco medio, aggiungere 2 cucchiai di burro e cuocere il manzo per 3 minuti. Aggiungere la miscela di cipolle e cuocere per 2 minuti. Aggiungere il coriandolo, i chiodi di garofano, il sale, il cumino, la curcuma, il timo, il pimento e il pepe e cuocere per 3 minuti.
2. In una ciotola, unite la farina di cocco, la stevia, la farina di lino e il lievito e mescolate bene. In una ciotola a parte, sbattere il burro fuso

con il formaggio cremoso. Mescolare le 2 miscele per ottenere un impasto.

3. Formare 12 palline dall'impasto e arrotolarle in cerchi. Dividere l'impasto di manzo su una metà dei cerchi di pasta, coprire con l'altra metà, sigillare i bordi e stendere su un foglio foderato. Cuocere per 25 minuti nel forno a 350 °F.

## Nutrizione:

- Calorie: 455 kcal
- Grasso: 31 g
- Carboidrati netti: 8,3 g
- Proteine: 27 g

# Insalata calda di bistecca di manzo

**Tempo di preparazione:** minuti
**Tempo di cottura:** 40 minuti
**Porzioni:** 4
**Ingredienti:**

- 1 libbra di bistecca di fesa, il grasso in eccesso è stato tagliato
- 3 cipolle verdi, affettate
- 3 pomodori, affettati
- 1 tazza di fagiolini cotti, affettati
- 2 cavoli rapa, pelati e tritati
- 1 cucchiaio di burro ammorbidito
- 2 tazze di insalata mista
- Sale e pepe nero a piacere

*Condimento per l'insalata*

- 2 cucchiai di senape di Digione
- 1 cucchiaio di eritritolo
- Sale e pepe nero a piacere
- 3 cucchiai di olio d'oliva
- 1 cucchiaio di aceto di vino rosso

**Indicazioni:**

1. Preriscaldare il forno a 400 °F. Mettere il cavolo rapa su una teglia, irrorare con olio d'oliva e cuocere in forno per 25 minuti. Lasciare raffreddare. In una ciotola, mescolare la senape, l'eritritolo, il sale, il pepe, l'aceto e l'olio; riservare.
2. Sciogliere il burro in una padella a fuoco alto. Condire la carne con sale e pepe. Mettere la bistecca nella padella e farla rosolare su entrambi i lati per 4 minuti ciascuno. Toglierla e lasciarla riposare per altri 4 minuti prima di affettarla.
3. In un'insalatiera, aggiungere le cipolle verdi, i pomodori, i fagiolini, il cavolo rapa, l'insalata verde e le fette di bistecca. Versare il condimento e mescolare con due cucchiai. Servire l'insalata di bistecca calda con pezzetti di pane a basso contenuto di carboidrati.

**Nutrizione:**

- Calorie: 325 kcal
- Grasso: 19 g
- Carboidrati netti: 4 g
- Proteine: 28 g

## Maiale ripieno di spinaci e feta

**Tempo di preparazione:** 15 minuti
**Tempo di cottura:** 30 minuti
**Porzioni:** 4
**Ingredienti:**

- 4 once di formaggio feta sbriciolato
- ¾ di tazza di spinaci congelati tritati, scongelati e spremuti
- 3 cucchiai di olive Kalamata tritate
- 4 (4-ounce) costolette di maiale centrali, 2 pollici di spessore
- Sale marino, per condire
- Pepe nero appena macinato, per condire
- 3 cucchiai di olio d'oliva di buona qualità

## Indicazioni:

1. Preriscaldare il forno. Impostare la temperatura del forno a 400 °F.
2. Preparare il ripieno. In una piccola ciotola, mescolare insieme la feta, gli spinaci e le olive fino a quando tutto è ben combinato.
3. Farcite le braciole di maiale. Fate una fessura orizzontale sul lato di ogni braciola per creare una tasca, facendo attenzione a non tagliare fino in fondo.
4. Riempire il ripieno in modo uguale tra le costolette e fissare le fessure con degli stuzzicadenti.
5. Condire leggermente le braciole ripiene con sale e pepe.
6. Rosolare le braciole. In una grande padella da forno a fuoco medio-alto, scaldare l'olio d'oliva.
7. Aggiungere le braciole e farle scottare fino a quando non sono rosolate dappertutto, circa 10 minuti in totale.
8. Arrostire le braciole. Mettere la padella nel forno e arrostire le braciole per 20 minuti o finché non sono cotte.
9. Servire. Lasciate riposare la carne per 10 minuti e poi togliete gli stuzzicadenti.
10. Dividere le braciole di maiale tra quattro piatti e servirle immediatamente.
11. Buon divertimento!

## Nutrizione:

- Calorie: 342 kcal
- Grasso totale: 24 g
- Carboidrati totali: 3 g
- Fibra: 1 g
- Carboidrati netti: 2 g
- Sodio: 572 mg
- Proteine: 28 g

# Filetto di maiale marinato al latte di cocco e zenzero

**Tempo di preparazione:** 5 minuti
**Tempo di cottura:** 25 minuti
**Porzioni:** 4
**Ingredienti:**

- 4 cucchiai di olio di cocco, divisi
- 1-½ libbra di costolette di maiale disossate, spesse circa ¾ di pollice
- 1 cucchiaio di zenzero fresco grattugiato
- 2 cucchiaini di aglio tritato
- 1 tazza di latte di cocco
- 1 cucchiaino di basilico fresco tritato
- Succo di 1 lime
- ½ tazza di cocco non zuccherato tritato

## Indicazioni:

1. Rosolare la carne di maiale. In una grande padella a fuoco medio, scaldare 2 cucchiai di olio di cocco. Aggiungere le braciole di maiale alla padella e farle rosolare dappertutto, girandole più volte, circa 10 minuti in totale.
2. Brasare il maiale. Spostare il maiale sul lato della padella e aggiungere i restanti 2 cucchiai di olio di cocco. Aggiungere lo zenzero e l'aglio e soffriggere finché non si sono ammorbiditi per circa 2 minuti.
3. Mescolare il latte di cocco, il basilico e il succo di lime, e spostare il maiale di nuovo al centro della padella.
4. Coprire la padella e cuocere a fuoco lento fino a quando la carne di maiale è appena cotta e molto tenera, da 12 a 15 minuti.
5. Servire. Dividere le braciole di maiale tra quattro piatti e coprirle con la noce di cocco tagliuzzata.

## Nutrizione:

- Calorie: 479 kcal; Grasso totale: 38 g
- Carboidrati totali: 6 g; Fibra: 3 g
- Carboidrati netti: 3 g; Sodio: 318 mg; Proteine: 32 g

# Spiedini di maiale alle erbe alla griglia

**Tempo di preparazione:** 10 minuti
**Tempo di cottura:** 15 minuti
**Porzioni:** 4
**Ingredienti:**

- ¼ di tazza di olio d'oliva di buona qualità
- 1 cucchiaio di aglio tritato
- 2 cucchiaini di origano secco
- 1 cucchiaino di basilico secco
- 1 cucchiaino di prezzemolo secco
- ½ cucchiaino di sale marino
- 1/4 di cucchiaino di pepe nero appena macinato
- 1 (1 lb. ) filetto di maiale, tagliato in pezzi da 1½ pollici

## Indicazioni:

1. Marinare il maiale. In una ciotola media, mescolate insieme l'olio d'oliva, l'aglio, l'origano, il basilico, il prezzemolo, il sale e il pepe. Aggiungete i pezzi di maiale e saltateli per ricoprirli nella marinata. Coprire la ciotola e metterla in frigorifero per 2 o 4 ore.
2. Preparare gli spiedini. Dividere i pezzi di maiale tra quattro spiedini, facendo attenzione a non affollare la carne.
3. Grigliare gli spiedini. Preriscaldare la griglia a calore medio-alto. Grigliare gli spiedini per circa 12 minuti, girando per cuocere tutti i lati della carne di maiale, fino a quando la carne di maiale è cotta.
4. Servire. Far riposare gli spiedini per 5 minuti. Dividere gli spiedini tra quattro piatti e servirli immediatamente.

## Nutrizione:

- Calorie: 261 kcal
- Grasso totale: 18 g
- Carboidrati totali: 1 g
- Fibra: 0 g
- Carboidrati netti: 1 g
- Sodio: 60 mg

# Capitolo 6. Pollame

## Frittelle di pollo in salsa greca

**Tempo di preparazione:** 25 minuti
**Tempo di cottura:** 50 minuti
**Porzioni:** 6
**Ingredienti:**

- 1-½ libbra di tamburi di pollo
- 1/2 tazza di vino porto
- 1/2 tazza di cipolle, tritate
- 2 spicchi d'aglio, tritati
- 1 cucchiaino di miscela di spezie tzatziki
- 1 tazza di doppia panna
- 2 cucchiai di burro
- Sale marino e grani di pepe misti schiacciati, per condire

### Indicazioni:

1. Sciogliere il burro in una padella da forno a fuoco moderato; poi, cuocere il pollo per circa 8 minuti.
2. Aggiungere le cipolle, l'aglio, il vino, la miscela di spezie tzatziki, la doppia panna, il sale e il pepe.
3. Cuocere nel forno preriscaldato a 390 °F per 35-40 minuti (un termometro da carne dovrebbe registrare 165 °F).

### Nutrizione:

- Calorie: 333 kcal
- Grasso: 20,2 g
- Carboidrati: 2 g
- Proteine: 33,5 g
- Fibra: 0,2 g

# Pollo con salsa di avocado

**Tempo di preparazione:** 10 minuti
**Tempo di cottura:** 20 minuti
**Porzioni:** 4
**Ingredienti:**

- 8 ali di pollo, disossate, tagliate a pezzetti
- 2 cucchiai di olio d'oliva
- Sale marino e pepe, a vostro piacimento
- 2 uova
- 1 cucchiaino di cipolla in polvere
- 1 cucchiaino di paprika piccante
- 1/3 di cucchiaino di semi di senape
- 1/3 di tazza di farina di mandorle

## *Per la salsa:*

- 1/2 tazza di maionese
- 1/2 avocado medio
- 1/2 cucchiaino di sale marino
- 1 cucchiaino di aglio verde tritato

## Indicazioni:

1. Asciugare le ali di pollo con un tovagliolo di carta.
2. Combinare accuratamente la farina di mandorle, il sale, il pepe, la polvere di cipolla, la paprika e i semi di senape. Sbattere le uova in un piatto separato.
3. Immergere i pezzi di pollo nelle uova sbattute, poi nella miscela di farina di mandorle.
4. In una padella, scaldare l'olio a fuoco moderato; una volta caldo, friggere il pollo per circa 10 minuti, mescolando continuamente per garantire una cottura uniforme.
5. Preparare la salsa sbattendo tutti gli ingredienti della salsa.

**Nutrizione:**

- Calorie: 370 kcal
- Grasso: 25 g
- Carboidrati: 4,1 g
- Proteine: 31,4 g
- Fibra: 2,6 g

# Zuppa di tacchino all'antica

**Tempo di preparazione:** 15 minuti
**Tempo di cottura:** 35 minuti
**Porzioni:** 4
**Ingredienti:**

- 2 cucchiai di olio d'oliva
- 2 cucchiai di cipolle gialle, tritate
- 2 spicchi d'aglio, tritati grossolanamente
- 1/2 libbra di tacchino arrosto avanzato, tagliuzzato e senza pelle
- 1 cucchiaino di miscela di spezie mediterranee
- 3 tazze di brodo di pollo
- 1-½ tazze di latte
- 1/2 tazza di doppia panna
- 1 uovo, leggermente sbattuto
- 2 cucchiai di sherry secco

**Indicazioni:**

1. Scaldare l'olio d'oliva in una pentola dal fondo pesante a fuoco moderato. Soffriggere la cipolla e l'aglio finché non si sono ammorbiditi.
2. Mescolare il tacchino arrosto avanzato, il mix di spezie mediterranee e il brodo di pollo; portare ad ebollizione rapida. Coprire parzialmente e continuare a cuocere per 20-25 minuti.
3. Portare il fuoco a sobbollire. Versare il latte e la doppia panna e continuare a cuocere fino a che non si sia ridotto leggermente.

4. Aggiungere l'uovo e lo sherry secco; continuare a cuocere a fuoco lento, mescolando spesso, per altri 2 minuti.

## Nutrizione:

- Calorie: 350 kcal
- Grasso: 25,8 g
- Carboidrati: 5,5 g
- Proteine: 20 g
- Fibra: 0,1 g

# Casseruola di anatra e melanzane

**Tempo di preparazione:** 10 minuti
**Tempo di cottura:** 45 minuti
**Porzioni:** 4
**Ingredienti:**

- 1 libbra di carne d'anatra macinata
- 1-½ cucchiaio di ghee fuso
- 1/3 di tazza di doppia panna
- 1/2 libbra di melanzane, pelate e affettate
- 1-½ tazze di farina di mandorle
- Sale e pepe nero, a piacere
- 1/2 cucchiaino di semi di finocchio
- 1/2 cucchiaino di origano secco
- 8 uova

## Indicazioni:

1. Mescolare la farina di mandorle con sale, pepe nero, semi di finocchio e origano. Aggiungere un uovo e il ghee fuso e sbattere per combinare bene.
2. Premere la crosta sul fondo di una tortiera leggermente oliata. Cuocere l'anatra macinata finché non è più rosa per circa 3 minuti, mescolando continuamente.

3. Sbattere le uova rimanenti e la doppia panna. Aggiungere la carne rosolata e mescolare fino a quando tutto è ben incorporato.
4. Versare il composto nella crosta preparata. Coprire con le fette di melanzane.
5. Cuocere per circa 40 minuti. Tagliare in quattro pezzi.

## Nutrizione:

- Calorie: 562 kcal
- Grasso: 49,5 g
- Carboidrati: 6,7 g
- Proteine: 22,5 g
- Fibra: 2,1 g

# Petti di pollo alle erbe

**Tempo di preparazione:** 10 minuti
**Tempo di cottura:** 40 minuti
**Porzioni:** 8
**Ingredienti:**

- 4 petti di pollo, senza pelle e senza ossa
- 1 peperone italiano, decorticato e tagliato sottile
- 10 olive nere snocciolate
- 1-½ tazze di brodo vegetale
- 2 spicchi d'aglio, schiacciati
- 2 cucchiai di olio d'oliva
- 1 cucchiaio di Old Sub Sailor
- Sale, a piacere

## Indicazioni:

1. Strofinare il pollo con l'aglio e l'Old Sub Sailor; salare a piacere. Scaldare l'olio in una padella a fuoco moderato.
2. Far rosolare il pollo fino a quando non è rosolato su tutti i lati, circa 5 minuti.

3. Aggiungere il pepe, le olive e il brodo vegetale e portare a ebollizione. Ridurre il fuoco a fuoco lento e continuare a cuocere, parzialmente coperto, per 30-35 minuti.

## Nutrizione:

- Calorie: 306 kcal
- Grasso: 17,8 g
- Carboidrati: 3,1 g
- Proteine: 31,7 g
- Fibra: 0,2 g

# Involtino di pollo al formaggio e prosciutto

**Tempo di preparazione:** 15 minuti
**Tempo di cottura:** 35 minuti
**Porzioni:** 2
**Ingredienti:**

- 1/2 tazza di ricotta
- 4 fette di prosciutto crudo
- 1 libbra di filetto di pollo
- 1 cucchiaio di coriandolo fresco, tritato
- Sale e pepe nero macinato, a piacere
- 1 cucchiaino di pepe di Caienna

## Indicazioni:

1. Condire il filetto di pollo con sale e pepe. Distribuire la ricotta sul filetto di pollo; cospargere con il coriandolo fresco.
2. Arrotolare e tagliare in 4 pezzi. Avvolgere ogni pezzo con una fetta di prosciutto; fissare con spago da cucina.
3. Mettere il pollo avvolto in una teglia foderata di pergamena. Ora, cuocere nel forno preriscaldato a 385 °F per circa 30 minuti.

**Nutrizione:**

- Calorie: 499 kcal
- Grasso: 18,9 g
- Carboidrati: 5,7 g
- Proteine: 41,6 g
- Fibra: 0,6 g

# Pollo glassato alcoolico

**Tempo di preparazione:** 40 minuti
**Tempo di cottura:** 1 ora + tempo di marinatura
**Porzioni:** 4
**Ingredienti:**

- 2 libbre di tamburi di pollo
- 2 cucchiai di ghee, a temperatura ambiente
- Sale marino e pepe nero macinato, a piacere
- 1 cucchiaino di miscela di condimento mediterraneo
- 2 pomodori invecchiati, passati
- 3/4 di tazza di rum
- 3 cucchiai di aminoacidi di cocco
- Qualche goccia di Stevia liquida
- 1 cucchiaino di peperoncino, tritato
- 1 cucchiaio di zenzero fresco tritato
- 1 cucchiaino di cardamomo macinato
- 2 cucchiai di succo di limone fresco, più spicchi per servire

**Indicazioni:**

1. Mescolare il pollo con il ghee fuso, il sale, il pepe nero e il mix di condimenti mediterranei fino a quando non è ben rivestito su tutti i lati.
2. In un'altra ciotola, combinare accuratamente la passata di pomodoro, il rum, l'aminoacido di cocco, la Stevia, il peperoncino, lo zenzero, il cardamomo e il succo di limone.

3. Versare il composto di pomodori sulle tamburelle di pollo; lasciare marinare per 2 ore. Cuocere nel forno preriscaldato a 410 °F per circa 45 minuti.
4. Aggiungere la marinata riservata e mettere sotto la griglia preriscaldata per 10 minuti.

**Nutrizione:**

- Calorie: 307 kcal
- Grasso: 12,1 g
- Carboidrati: 2,7 g
- Proteine: 33,6 g
- Fibra: 1,5 g

# Stufato di pollo alla contadina

**Tempo di preparazione:** 20 minuti
**Tempo di cottura:** 1 ora
**Porzioni:** 6
**Ingredienti:**

- 1 libbra di cosce di pollo
- 2 cucchiai di burro a temperatura ambiente
- 1/2 libbra di carote, tritate
- 1 peperone, tritato
- 1 peperoncino, decorticato e tritato
- 1 tazza di passata di pomodoro
- Sale kosher e pepe nero macinato, a piacere
- 1/2 cucchiaino di paprika affumicata
- 1 cipolla, tritata finemente
- 1 cucchiaino di aglio, affettato
- 4 tazze di brodo vegetale
- 1 cucchiaino di basilico secco
- 1 sedano, tritato

**Indicazioni:**

1. Sciogliere il burro in una pentola a fuoco medio-alto. Far sudare la cipolla e l'aglio fino a che siano teneri e fragranti.
2. Ridurre il calore a medio-basso. Aggiungere il brodo, le cosce di pollo e il basilico; portare a ebollizione.
3. Aggiungere gli altri ingredienti. Coprire parzialmente e lasciare cuocere a fuoco lento per 45-50 minuti. Sminuzzare la carne, scartando le ossa; aggiungere il pollo alla pentola.

**Nutrizione:**

- Calorie: 280 kcal
- Grasso: 14,7 g
- Carboidrati: 2,5 g
- Proteine: 25,6 g
- Fibra: 2,5 g

# Zuppa di pollo autunnale con verdure a radice

**Tempo di preparazione:** 10 minuti
**Tempo di cottura:** 25 minuti
**Porzioni:** 4
**Ingredienti:**

- 4 tazze di brodo di pollo
- 1 tazza di latte intero
- 1 tazza di doppia panna
- 1/2 tazza di rapa, tritata
- 2 fuselli di pollo, disossati e tagliati in piccoli pezzi
- Sale e pepe, a piacere
- 1 cucchiaio di burro
- 1 cucchiaino di aglio tritato finemente
- 1 carota, tritata
- 1/2 pastinaca, tritata
- 1/2 sedano
- 1 uovo intero

## Indicazioni:

1. Sciogliere il burro in una pentola dal fondo pesante a fuoco medio-alto; soffriggere l'aglio fino a quando è aromatico o circa 1 minuto.
2. Aggiungere le verdure e continuare a cuocere finché non si sono ammorbidite.
3. Aggiungere il pollo e cuocere fino a quando non è più rosa per circa 4 minuti. Condire con sale e pepe.
4. Versare il brodo di pollo, il latte e la panna pesante e portare a ebollizione.
5. Ridurre il calore.
6. Coprire parzialmente e continuare a cuocere a fuoco lento per altri 20-25 minuti. In seguito, piegare l'uovo sbattuto e mescolare fino a che sia ben incorporato.

## Nutrizione:

- Calorie: 342 kcal
- Grasso: 22,4 g
- Carboidrati: 6,3 g
- Proteine: 25,2 g; Fibra: 1,3 g

# Panna Cotta con pollo e Bleu d' Auvergne

**Tempo di preparazione:** 10 minuti
**Tempo di cottura:** 20 minuti
**Porzioni: 4**
**Ingredienti:**

- 2 cosce di pollo, disossate e senza pelle
- 1 cucchiaio di olio di avocado
- 2 cucchiaini di eritritolo granulare
- 3 cucchiai di acqua
- 1 tazza di Bleu d' Auvergne, sbriciolato
- 2 fogli di gelatina
- 3/4 di tazza di doppia panna
- Sale e pepe di cayenna, a vostro piacimento

**Indicazioni:**

1.  Scaldare l'olio in una padella a fuoco medio-alto; friggere il pollo per circa 10 minuti.
2.  Mettere a bagno i fogli di gelatina in acqua fredda. Cuocere con la panna, l'eritritolo, l'acqua e il Bleu d' Auvergne.
3.  Condite con sale e pepe e lasciate cuocere a fuoco basso, mescolando per circa 3 minuti. Versare il composto in quattro pirottini.

**Nutrizione:**

*   Calorie: 306 kcal
*   Grasso: 18,3 g
*   Carboidrati: 4,7 g
*   Proteine: 29,5 g
*   Fibra: 0 g

# Filetti di pollo impanati

**Tempo di preparazione:** 15 minuti
**Tempo di cottura:** 30 minuti
**Porzioni:** 4
**Ingredienti:**

*   1 libbra di filetti di pollo
*   3 peperoni, tagliati in quattro nel senso della lunghezza
*   1/3 di tazza di formaggio Romano
*   2 cucchiaini di olio d'oliva
*   1 spicchio d'aglio, tritato
*   Sale kosher e pepe nero macinato, a piacere
*   1/3 di tazza di cotenna di maiale schiacciata

**Indicazioni:**

1.  Iniziare preriscaldando il forno a 410 °F.
2.  Mescolare la cotenna di maiale schiacciata, il formaggio romano, l'olio d'oliva e l'aglio tritato. Immergere il pollo in questa miscela.

3. Mettere il pollo in una teglia leggermente unta. Condire con sale e pepe nero a piacere.
4. Spargere i peperoni intorno al pollo e cuocere nel forno preriscaldato per 20-25 minuti o fino a completa cottura.

## Nutrizione:

- Calorie: 367 kcal
- Grasso: 16,9 g
- Carboidrati: 6 g
- Proteine: 43 g
- Fibra: 0,7 g

# Bacchette di pollo con broccoli e formaggio

**Tempo di preparazione:** 40 minuti
**Tempo di cottura:** 1 ora e 15 minuti
**Porzioni:** 4
**Ingredienti:**

- 1 libbra di fuselli di pollo
- 1 lb. broccoli, rotti in cimette
- 1/2 cucchiaino di origano secco
- 1/2 cucchiaino di basilico secco
- 3 cucchiai di olio d'oliva
- 1 sedano, affettato
- 1 tazza di cipolle verdi, tritate
- 1 cucchiaino di aglio verde tritato

## Indicazioni:

1. Arrostire le cosce di pollo nel forno preriscaldato a 380 °F per 30-35 minuti. Aggiungere i broccoli, il sedano, le cipolle verdi e l'aglio verde.
2. Aggiungere l'origano, il basilico e l'olio d'oliva; arrostire per altri 15 minuti.

**Nutrizione:**

- Calorie: 533 kcal
- Grasso: 40,2 g
- Carboidrati: 5,4 g
- Proteine: 35,1 g
- Fibra: 3,5 g

# Paté di prosciutto di tacchino e mozzarella

**Tempo di preparazione:** 5 minuti
**Tempo di cottura:** 10 minuti
**Porzioni:** 6
**Ingredienti:**

- 4 once di prosciutto di tacchino, tritato
- 2 cucchiai di prezzemolo fresco, tritato grossolanamente
- 2 cucchiai di farina di semi di lino
- 4 once di mozzarella, sbriciolata
- 2 cucchiai di semi di girasole

**Indicazioni:**

1. Combinate accuratamente gli ingredienti, tranne i semi di girasole, nel vostro robot da cucina.
2. Versare il composto in una ciotola di servizio e spargere i semi di girasole sulla parte superiore.

**Nutrizione:**

- Calorie: 212 kcal
- Grasso: 18,8 g
- Carboidrati: 2 g
- Proteine: 10,6 g

# Capitolo 7. Ricette di bevande

## Chai sporco

**Tempo di preparazione:** 5 minuti
**Tempo di cottura:** 5 minuti
**Porzioni:** 2
**Ingredienti:**

- 1/2 cucchiaio di chicchi di espresso interi
- 1/2 cucchiaino di pepe
- 1 stecca di cannella
- 2 casse di cardamomo
- 1 pezzo di zenzero
- 3 tazze di acqua bollente

### Indicazioni:

1. Aggiungere l'espresso macinato e gli aromi in una pressa francese. Versare 3 tazze di acqua bollente sugli aromi e chiudere la pressa.
2. Lasciare in ammollo per 5 minuti e dopo la possibilità di servire e gustare con latte di cocco o panna montata.

### Nutrizione:

- Calorie: 143 kcal
- Grasso: 17 g
- Carboidrati: 2 g
- Zucchero: 0,4 g; Proteine: 4 g

## Margaritas a basso contenuto di carboidrati

**Tempo di preparazione:** 5 minuti
**Tempo di cottura:** 0 minuti
**Porzioni:** 2
**Ingredienti:**

- 3 once di buona tequila bianca

- 2 once di succo di lime appena spremuto
- 1/2 cucchiaino di estratto d'arancia
- Ghiaccio tritato
- Sale kosher per la bordatura
- Zucchero, opzionale

**Indicazioni:**

1. In uno shaker per bevande miste o in una tazza di stima, aggiungere la tequila, il succo di lime, il concentrato d'arancia e lo zucchero, se si utilizza.
2. Riempi due bicchieri da margarita o bicchieri antiquati per la maggior parte con ghiaccio schiacciato.
3. Gap si fondono equamente tra gli occhiali
4. Nella remota possibilità che vi piaccia un bordo salato, fate scorrere un cuneo di lime intorno all'esterno del bicchiere prima di caricarlo di ghiaccio e immergetevi un piatto di sale in forma.

**Nutrizione:**

- Calorie: 140 kcal
- Grasso: 2,3 g
- Carboidrati: 3 g
- Zucchero: 1,2 g
- Proteine: 3 g

# Root Beer Float speziato

**Tempo di preparazione:** 3 minuti
**Tempo di cottura:** 0 minuti
**Porzioni:** 1
**Ingredienti:**

- 1 tazza di Root Beer dietetica
- 1 oncia di rum speziato
- 2 cucchiai di panna da montare pesante
- Manciata di ghiaccio

## Indicazioni:

1. Mettere i due ingredienti in uno shaker per martini con ghiaccio e agitare intensamente per circa 30 secondi.
2. Imbronciatevi in un bicchiere, servite e gustate

## Nutrizione:

- Calorie: 713 kcal
- Grasso: 56 g
- Carboidrati: 0,2 g
- Zucchero: 0,3 g
- Proteine: 48 g

# Lo Splendido

**Tempo di preparazione:** 15 minuti
**Tempo di cottura:** 0 minuti
**Porzioni:** 4
**Ingredienti:**

- 1 tiglio
- 8 foglie di menta fresca
- 1/4 di tazza di rum bianco
- 1 pacchetto Splendor
- 1 tazza di cubetti di ghiaccio e soda

## Indicazioni:

1. Unite gli spicchi di lime e la menta nella base di un enorme bicchiere da bibita mista. Utilizza un meddler o la base di un cucchiaio di legno per schiacciare insieme la menta e il lime, scaricando i succhi e gli oli.
2. Versare il rum, il ghiaccio e lo Splendor e utilizzare un cucchiaio per mescolare.
3. Finire con acqua e servire con una foglia extra di menta.

**Nutrizione:**

- Calorie: 327 kcal
- Grasso: 33 g
- Carboidrati: 7 g
- Zucchero: 1 g; Proteine: 5 g

# Mojito a basso contenuto di carboidrati

**Tempo di preparazione:** 5 minuti
**Tempo di cottura:** 0 minuti
**Porzioni:** 2
**Ingredienti:**

- 7-8 foglie di menta con i gambi attaccati
- 1 cucchiaio di sciroppo di zucchero low carb
- 2 once di rum leggero
- 1 tiglio

**Indicazioni:**

1. Tagliare finemente le foglie di menta e mescolarle con lo sciroppo di zucchero low-carb in un bicchiere alto.
2. Tagliare il lime nel mezzo ed eliminare i semi. Schiacciare il succo delle due parti nel bicchiere. Aggiungere il rum e mescolare.
3. Aggiungere ghiaccio e bibite club a piacere.

**Nutrizione:**

- Calorie: 70 kcal
- Grasso: 5 g
- Carboidrati: 2 g
- Zucchero: 2 g
- Proteine: 2 g

# Ricetta del cocktail Cosmopolitan

**Tempo di preparazione:** 5 minuti
**Tempo di cottura:** 0 minuti
**Porzioni:** 1
**Ingredienti:**

- 1 jigger di vodka
- 2 cucchiai di succo di mirtillo a basso contenuto calorico
- 1 cucchiaio di succo di lime
- 2 o 3 gocce di estratto d'arancia
- 1 goccia di stevia liquida e uno spicchio di lime

## Indicazioni:

1. Mettere 1 jigger di vodka standard, 1 oncia di succo di mirtillo a basso contenuto calorico o 2 cucchiaini di succo di mirtillo non zuccherato e 2 cucchiai di acqua, 1 cucchiaio di succo di lime, 2 o 3 gocce di concentrato di arancia e zucchero in uno shaker pieno di ghiaccio. Agitare bene.
2. Assaggiare la dolcezza se si utilizza succo di mirtillo non zuccherato. Potrebbe essere necessario aggiungere altro zucchero. Filtrare in un bicchiere da martini. Arricchire con una piccola fetta di lime o una striscia di lime.

## Nutrizione:

- Calorie: 103 kcal
- Grasso: 0,2 g
- Carboidrati: 1 g
- Zucchero: 0,1 g
- Proteine: 7 g

# Ricetta tradizionale del Mojito al lime con miele

**Tempo di preparazione:** 5 minuti
**Tempo di cottura:** 0 minuti
**Porzioni:** 1
**Ingredienti:**

- 8 foglie di menta
- 1 cucchiaio di miele
- 2 cucchiaini di succo di lime
- 1 jigger e Club soda
- Rum
- Guarnizione: rametto di menta fresca

## Indicazioni:

1. Metti la menta, una spruzzata di club soda e il miele nella base di un bicchiere highball o Tom Collins. Schiacciare gli ingredienti insieme. Di solito, un muddler, che assomiglia a un bastone di legno più piccolo del normale, viene utilizzato per raggiungere questo obiettivo. Sia come sia, il manico di un cucchiaio di legno o di una spatola funziona bene.
2. Premere il succo del lime nel bicchiere. Aggiungere il rum e mescolare.
3. Riempire il bicchiere per 3/4 di ghiaccio. Finire con club soda. Mescolate, servite e godetevelo.
4. Nel caso in cui si serva in un bicchiere Collins, includere una cannuccia alta per bevande miste è un tocco piacevole e utile.

## Nutrizione:

- Calorie: 169 kcal
- Grasso: 0,5 g
- Carboidrati: 20 g
- Zucchero: 2 g
- Proteina 20 g

# Crema di latte di cocco alla mandorla

**Tempo di preparazione:** 10 minuti
**Tempo di cottura:** 20 minuti
**Porzioni:** 4
**Ingredienti:**

- 2 tazze di mandorle crude
- 2 tazze di acqua filtrata
- 14,5 once di crema di cocco biologica
- 2 cucchiaini di estratto di vaniglia puro

## Indicazioni:

1. Immergere la mandorla cruda con acqua filtrata e poi smaltire l'acqua.
2. Mettere le mandorle in un frullatore potente con 2 tazze di acqua, crema di cocco e concentrato di vaniglia. Mescolare ad alta velocità per 2 minuti.
3. Mettete un colino da lavoro sopra una ciotola o un'enorme tazza da valutazione. Mettete un enorme sacco per le noci sopra il setaccio. Svuotate la miscela di mandorle nel sacco di noci e datele la possibilità di filtrare nella ciotola.
4. Chiudere il sacco delle noci e curvare intorno alla purea di mandorle e premere. Premere il colino per estrarre il più possibile il latte.
5. Conservare al fresco fino a sette giorni.

## Nutrizione:

- Calorie: 138 kcal
- grassi: 12.2 g
- carboidrati: 2.8 g
- zucchero: 0.7 g
- protcine: 4.2 g

9 781802 554311